齐齐哈尔大学博士科研启动金（130412121023）资助项目

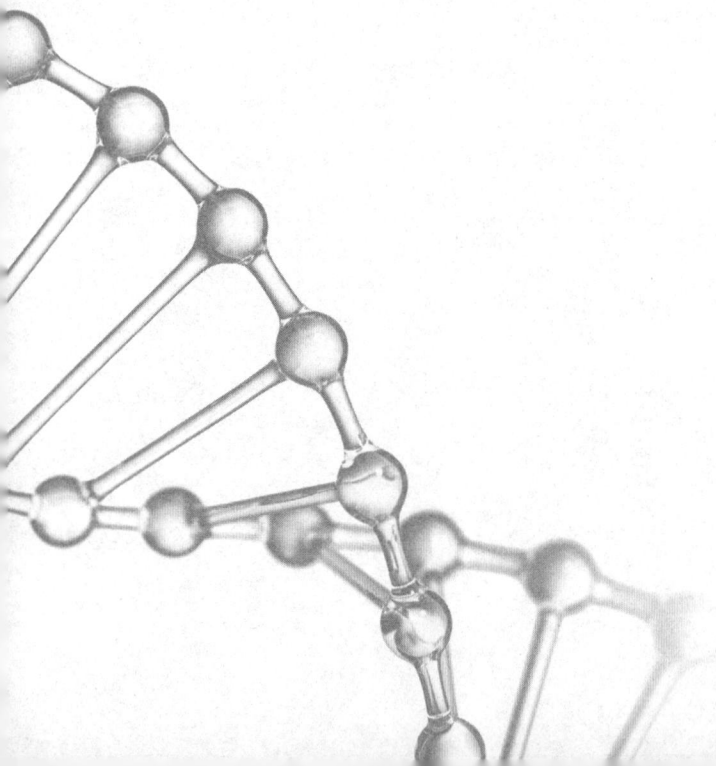

生命科学系列丛书

旋毛虫丝氨酸蛋白酶抑制剂在旋毛虫入侵及免疫调节过程中功能的研究

伊娜娜　杨清竹　著

黑龙江大学出版社
HEILONGJIANG UNIVERSITY PRESS
哈尔滨

图书在版编目（CIP）数据

旋毛虫丝氨酸蛋白酶抑制剂在旋毛虫入侵及免疫调节
过程中功能的研究 / 伊娜娜，杨清竹著. -- 哈尔滨：
黑龙江大学出版社，2022.7
ISBN 978-7-5686-0848-0

Ⅰ. ①旋… Ⅱ. ①伊… ②杨… Ⅲ. ①旋毛虫－丝氨
酸－蛋白酶抑制剂－研究 Ⅳ. ① R975

中国版本图书馆 CIP 数据核字（2022）第 159659 号

旋毛虫丝氨酸蛋白酶抑制剂在旋毛虫入侵及免疫调节过程中功能的研究
XUANMAOCHONG SI'ANSUAN DANBAIMEI YIZHIJI ZAI XUANMAOCHONG RUQIN JI MIANYI
TIAOJIE GUOCHENG ZHONG GONGNENG DE YANJIU

伊娜娜　杨清竹　著

责任编辑　于　丹　俞聪慧
出版发行　黑龙江大学出版社
地　　址　哈尔滨市南岗区学府三道街 36 号
印　　刷　三河市佳星印装有限公司
开　　本　720 毫米 ×1000 毫米　1/16
印　　张　12.75
字　　数　202 千
版　　次　2022 年 7 月第 1 版
印　　次　2022 年 7 月第 1 次印刷
书　　号　ISBN 978-7-5686-0848-0
定　　价　49.00 元

本书如有印装错误请与本社联系更换。

前　言

旋毛虫是食源性寄生虫。与其他线虫不同,旋毛虫的 3 个不同发育阶段(肌幼虫、成虫、新生幼虫)均发生在一个宿主体内。在旋毛虫寄生期间,宿主需要尽可能排出病原生物,而寄生虫需要在宿主体内成功繁殖和生存,因此在长期进化过程中逐渐演化出一种复杂的宿主-寄生虫相互作用关系。旋毛虫是如何逃避宿主的攻击,又是通过什么方式调节这种相互作用方式? 这是旋毛虫研究中的重点,旋毛虫 serpin 型丝氨酸蛋白酶抑制剂(TsSPI)在这一过程中可能发挥重要作用。

丝氨酸蛋白酶抑制剂(SPI)是一个结构保守的蛋白质超家族,可以有效地抑制丝氨酸蛋白酶活性,并在许多重要生理过程中发挥重要作用。研究表明,TsSPI 作为旋毛虫的主要调节抗原,不仅可以调节虫体自身生理活动,还可以参与调节宿主生理活动,干扰宿主免疫防御,有助于寄生虫的寄生生活。因此,TsSPI 可能在旋毛虫对宿主的免疫调节中发挥重要作用,而具体作用机制有待进一步的研究。

笔者通过 RNAi 研究 TsSPI 在旋毛虫入侵中的功能,设计合成特异性 siRNA 并体外合成 dsRNA,然后通过阳性脂质体辅助浸泡的方法将其导入旋毛虫体内,分别通过 qPCR 和 western blot 检测 *TsSPI* 基因转录水平和 TsSPI 蛋白表达水平变化以验证 RNAi 的干扰效率,结果表明,dsRNA-TsSPI 效果最佳且特异性良好。笔者体外培养经 RNAi 处理的旋毛虫肌幼虫并用其感染小鼠,结果表明,TsSPI 并不作用于旋毛虫自身的生长发育及繁殖,但在入侵宿主肠道并发育为成虫中发挥重要作用。笔者用 ELISA 检测试剂盒、qPCR、western blot 检测宿主免疫相关因子表达量,结果表明,TsSPI 可能通过调节巨噬细胞极化,进而影响宿主炎症因子之间的平衡,从而调节宿主免疫反应,为旋毛虫在宿主中的定殖创造有利环境。该研究结果为进一步探讨宿主-寄生虫相互作用机制提供理论依据。

全书由伊娜娜统稿,杨清竹对全书进行了审定,并对部分章节内容进行了修改。伊娜娜参与编写的内容约 10 万字,杨清竹编写的内容约 10 万字。

在本书完成过程中,得到了东北农业大学路义鑫教授的支持与帮助,同时黑龙江大学出版社的编辑高媛为本书的出版提供了大力支持,在此表示衷心的感谢。

希望本书能够为从事相关研究的老师和学生提供科学的研究思路和方法,但由于笔者水平和经验有限,本书难免存在疏漏和不妥之处,敬请广大读者和同仁批评指正。

目　　录

第 1 章　绪论 ……………………………………………………………… 1

1.1　旋毛虫病与旋毛虫 …………………………………………………… 3

1.2　RNA 干扰(RNAi)在寄生虫中的应用 ……………………………… 7

1.3　旋毛虫与 SPI ………………………………………………………… 12

1.4　旋毛虫感染与免疫 …………………………………………………… 21

1.5　研究思路 ……………………………………………………………… 38

第 2 章　材料与方法 ……………………………………………………… 41

2.1　材料 …………………………………………………………………… 43

2.2　方法 …………………………………………………………………… 47

第 3 章　结果与分析 ……………………………………………………… 73

3.1　TsSPI 生物信息学分析 ……………………………………………… 75

3.2　利用 RNAi 沉默 TsSPI 基因 ………………………………………… 82

3.3　TsSPI 基因沉默对旋毛虫肌幼虫体外存活率及入侵肠上皮细胞的
　　影响 …………………………………………………………………… 93

3.4　TsSPI 基因沉默对旋毛虫肌幼虫入侵宿主肠道和发育的影响 …… 96

3.5　TsSPI 基因沉默的遗传性分析 ……………………………………… 100

3.6　TsSPI 基因沉默对感染旋毛虫的小鼠免疫相关因子表达量的影响 …… 101

3.7　重组蛋白 TsSPI 对小鼠巨噬细胞极化的影响 …………………… 116

第 4 章　讨论 ·· 135

4.1　TsSPI 生物信息学分析 ································· 137

4.2　RNAi 对旋毛虫 *TsSPI* 基因表达的影响 ········· 138

4.3　*TsSPI* 基因沉默在旋毛虫入侵宿主过程中的功能研究

·· 139

4.4　*TsSPI* 基因沉默在旋毛虫入侵宿主过程中的免疫调节功能研究

·· 141

4.5　重组蛋白 TsSPI 调节巨噬细胞极化的研究 ········· 145

第 5 章　结论 ·· 149

附　　录 ·· 153

附录 1　缩略词表 ··· 155

附录 2　重要基因序列 ······································· 161

附录 3　旋毛虫入侵肠上皮细胞的过程及判定 ········· 165

附录 4　感染旋毛虫的小鼠血清中细胞因子表达量变化 ········ 166

参考文献 ·· 173

第 1 章　绪论

1.1 旋毛虫病与旋毛虫

1.1.1 旋毛虫病概述

旋毛虫病是一种广泛存在的食源性寄生虫病。关于旋毛虫病的研究有大量报道。有学者曾在伦敦首次发现并命名旋毛虫,旋毛虫病已在许多地区发生。此外,据估计我国有很多人面临旋毛虫感染的风险。旋毛虫病被认为是一种新出现或再出现的疾病。

旋毛虫病广泛流行的重要原因是其宿主范围广且没有特殊的诊断症状,该病可以感染 150 多种哺乳动物,包括人和大多数野生、家养动物(如猪、狗、老鼠、老虎、狼等)。旋毛虫整个生命周期可以在同一宿主内完成,且部分动物在体内高虫荷的情况下依旧表现为无临床症状。旋毛虫病的诊断需要结合临床症状、流行病学、病原学检测、血清学检测。人类旋毛虫病多表现为腹泻、水肿、肌肉疼痛,且无特异性临床症状,因此多结合其他检测方法。检测方法有:了解病人的饮食习惯并进行流行病学调查,对病人近期吃剩的食物进行病原学检测,利用间接血凝实验、间接荧光抗体实验、酶联免疫吸附实验(ELISA)进行血清学检测,其中 ELISA 方法特异性、敏感性最好,在感染早期就能检测到,是世界动物卫生组织(OIE)推荐的旋毛虫血清学检测方法。动物感染旋毛虫病的症状不明显,因此生前检测困难。家畜旋毛虫病通常在宰后检出,主要方法是肌肉目检、压片镜检和消化法检测,但这些检测方法敏感度均不高,且很难在感染早期检测出旋毛虫病;血清学检测是敏感度较高的检测方法,因此,可以通过鉴定旋毛虫入侵相关蛋白检测旋毛虫病。此外,病原虫体抵抗力强也是该病广泛流行的重要原因,虽然感染性幼虫是否可以长时间存活于宿主横纹肌(即慢性旋毛虫病是否存在)仍存争议,但在感染 30 年后的宿主体内仍然能检测到特异性免疫应答。旋毛虫肌幼虫在 $-20\ ℃$ 下仍可存活 57 d,包囊内的幼虫需要在 $70\ ℃$ 条件下才可以被杀死,旋毛虫还可以在腐烂的尸体中存活 100 d,并且盐渍和烟熏均不能杀死肌肉深层的幼虫,因此某些独特的饮食习惯也是旋毛虫病流行的原因。

人类旋毛虫病最常见的来源是猪的肉。因此,这种人畜共患病不仅是一种公共卫生危害,而且会影响猪的生产和食品安全,现在旋毛虫是我国肉类食品安全检疫的一个重要指标。有些国家实施了旋毛虫监测项目和无旋毛虫猪生产试点项目。

旋毛虫病的病原为线形动物门、线虫纲的旋毛型线虫(*Trichinella spiralis*)。按照虫体移行寄生在肌细胞后是否可以在肌细胞周围形成有胶原蛋白围绕的包囊,旋毛型线虫可以分为无包囊属和有包囊属,其中无包囊属有 3 个种,有包囊属有 5 个种。有包囊属中的旋毛虫为分布最广泛的虫种,对人、家畜猪、宠物狗、实验用小鼠均有高致病力。

1.1.2 旋毛虫生活史

旋毛虫是一种肠道线虫,与其他线虫不同,旋毛虫的 3 个不同发育阶段(感染性幼虫、成虫、新生幼虫)发生在一个宿主体内。当宿主摄入被旋毛虫污染的肉后,旋毛虫肌幼虫的包囊被胃液分解,肌幼虫在宿主胃中被释放,经胆汁激活并发育为肠道感染性幼虫,肠道感染性幼虫可以穿透肠上皮细胞并进入宿主小肠,约 48 h(4 次蜕皮)后发育为性成熟的成虫,成虫在肠黏膜中交配后,雌虫进入肠腺并产出新生幼虫,新生幼虫通过宿主淋巴管进入体液循环系统,并通过循环系统扩散到宿主的各个组织和器官,但只有侵入横纹肌的幼虫才能继续发育成为肌幼虫,肌幼虫可以通过转化感染的肌细胞在宿主体内形成保姆细胞,肌幼虫可以在宿主体内持续感染数月甚至数年,保姆细胞构成的包囊内的肌幼虫具有感染性,如果被感染的肌肉被下个宿主吞食,就会开启下个生命周期。

1.1.3 旋毛虫入侵对宿主的影响

宿主摄入含有旋毛虫幼虫的生的或未煮熟的肉会感染旋毛虫病。根据旋毛虫感染的不同阶段,宿主病程主要分为 2 个阶段:肠道感染阶段、肌肉期感染阶段。在感染初期,由于旋毛虫幼虫侵袭肠上皮细胞,宿主会出现腹痛、腹泻、呕吐、发烧等临床症状,人类患病症状与许多肠道疾病的临床表现相似,而家畜肠道感染症状不明显,因此旋毛虫病感染初期经常出现误诊。在感染后期,幼虫移行和肌肉感染造成的机械性损伤,会使宿主出现肌肉酸痛和肿胀、乏力、水肿等典型临床症状,大部分患者嗜酸性粒细胞增多,肌肉酶(AST、CPK 和乳酸脱氢酶)含量增加。部分重症患者会出现麻痹、心肌炎等症状。疾病的潜伏期长短、严重程度与感染的旋毛虫数量有关。

1.1.3.1 旋毛虫肠道感染对宿主的影响

在肠道感染阶段,旋毛虫在肠上皮细胞中为多细胞内寄生。这种特殊的寄生关系是旋毛虫感染性幼虫发育到成虫所必需的。据报道,多胞内肠道感染是旋毛虫的特征。关于这种多胞内感染的发生和维持机制的研究鲜有报道。关于这种相互作用对旋毛虫寄生生活的影响也有待进一步的验证。有学者构建了旋毛虫-肠上皮细胞体外侵染模型,这种侵染模型可以直观地观察到旋毛虫感染性幼虫入侵肠上皮细胞并定殖的过程,为后续研究奠定了基础。

笔者之前对旋毛虫幼虫-宿主肠道上皮细胞体外侵染模型进行条件优化,结果表明,羊胆汁可以激活旋毛虫肌幼虫并使其发育为感染性幼虫,通过显微镜可以直观地观察到感染性幼虫在体外入侵人的结肠癌细胞(Caco-2)。笔者用纯化后的三种旋毛虫丝氨酸蛋白酶抑制剂(SPI)蛋白(TsSPI、TsKaSPI、Ts11-1)与 Caco-2 细胞共培养,然后用激活后的旋毛虫感染性幼虫进行侵染试验,结果表明,三种 SPI 蛋白均可以提高虫体侵染率,说明 SPI 在虫体侵染宿主肠道上皮细胞过程中发挥重要作用。

被宿主吞食的肌幼虫可通过胃侵入肠上皮细胞单层,这种行为似乎仅限于上皮细胞,但并非所有上皮细胞都会受到虫体侵袭,有效的入侵是用肠道内容物或胆汁刺激肌幼虫成为感染性幼虫。当感染性幼虫侵入肠上皮细胞时,肠上皮细胞的细胞形态受到破坏,在细胞膜破裂、细胞质丧失和细胞器破裂的情况下死亡。感染性幼虫入侵后会在单层细胞中移动,死亡细胞的踪迹可以标记幼虫的移行路径。由荧光标记的小分子可知,没有被侵袭的上皮细胞的通透性也会改变。关于寄生虫机械性扰动与宿主细胞间更复杂的相互作用尚不清楚,但有研究表明,旋毛虫分泌的泰威糖位于未被旋毛虫入侵的细胞的细胞器内,并可以通过抗泰威糖的抗体来抑制旋毛虫的入侵和体外寄生虫发育,这意味着泰威糖类的糖蛋白在旋毛虫的肠期感染中具有重要作用。为了在分子水平上研究这些泰威糖,有学者利用单克隆抗体亲和层析纯化糖蛋白,并用 cDNA 文库进行筛选鉴定,发现这些糖蛋白是丝氨酸蛋白酶(TspSP-1),由 western blot 和免疫组化结果可知,这些糖蛋白在肌幼虫期具有特异性且在旋毛虫的杆细胞中合成。此外,利用 TspSP-1 单克隆抗体可以抑制旋毛虫对宿主上皮细胞的入侵,这说明 TspSP-1 在降解宿主胞浆、细胞间蛋白并促进肌幼虫在宿主肠道中移行方面发挥重要作用。

肠道感染通常与肠腔内大量液体积聚有关,这也是旋毛虫原发和继发感染的一个特征。肌肉收缩力的增强和肠液的积聚可以促进蠕虫的排出。肠上皮细胞分泌物(STAT6 依赖性前列腺素和组胺)、肠神经、细胞旁通透性增加会导致肠液积聚,这可能还会导致旋毛虫感染期间腹泻以及电解质、蛋白质丢失。在这一过程中,宿主丝氨酸蛋白酶 mMcpt1 起重要作用,因为 mMcpt1 缺陷小鼠既不能增加其细胞旁通透性,也不能正常排出蠕虫。这一研究结果在大鼠身上得到证实。细胞旁通透性的增加可能与 mMcpt1 降解细胞间连接蛋白(如紧密连接处的闭合蛋白)有关。

宿主胃肠道中有很多消化酶(如胃蛋白酶、糜蛋白酶等),这些酶类既帮助宿主消化食物又能帮助宿主杀灭外来病原,而旋毛虫蛋白酶抑制剂可以有效地保护旋毛虫免受宿主消化酶的消化作用。

1.1.3.2 旋毛虫肌肉期感染对宿主的影响

骨骼肌细胞容易受到直接创伤或间接原因导致的伤害,如神经功能障碍或先天性遗传缺陷。由于其显著的再生能力,受伤的肌肉细胞会发生一些细胞反应,从而使神经充分、血管化、收缩性良好的肌肉组织再生。再生过程包括 4 个阶段:卫星细胞活化,卫星细胞增殖,分化融合,卫星细胞自我更新。

旋毛虫新生幼虫的入侵也会引起肌肉细胞的损伤,其中一些细胞在开始时与参与肌肉再生的细胞相似。新生幼虫侵入后,肌原纤维组织溶解,形成隔膜,将受影响的区域(嗜碱性细胞质)与同一肌肉细胞的完整区域分开,导致卫星细胞活化、增殖和分化,卫星细胞发展成嗜酸性细胞质,最终分化的肌肉细胞重新进入细胞周期,然后在 G2/M 期停止,同时宿主体内感染标志物(ACP 和多配体蛋白聚糖1)的表达量均显著升高。幼虫成功地在宿主肌肉细胞中定殖后,会形成一种独特的细胞壁结构包囊(由胶原壁和细胞成分组成),包囊为寄生虫提供了特殊的保护,使寄生虫可以在宿主新陈代谢下成功存活,有学者将其命名为"保姆细胞"。保姆细胞的细胞壁和细胞成分都来源于宿主,而不是寄生虫。包囊形成后,旋毛虫进入维持期,可长时间在宿主体内存活。

尽管很多学者对旋毛虫保姆细胞的来源进行了广泛的研究,但关于其具体形成原理的研究鲜有报道。有研究表明,保姆细胞形成过程中的一些变化与肌肉细胞再生过程中发生的变化之间具有相似性;有学者详细比较了上述 2 个过程中发生的超微结构和生化变化,发现它们非常相似,因此出现了一个大多数学者都认可的假说,即肌肉再生过程在保姆细胞的初始发育中起重要作用。还有学者认为,旋毛虫利用肌肉细胞的修复过程来构建囊膜,也就是说,在寄生虫入侵造成损伤后,肌肉细胞开始经历修复过程,而旋毛虫可以借用这一修复过程的最初部分来建造自己的"家园"。近年来的分子生物学研究表明,在保姆细胞形成的过程中,肌肉的再生过程都是相似的,例如,肌浆基质的数量增加,游离核糖体、粗面内质网、平滑肌浆网强烈增殖,从周围移到肌纤维中心的细胞核大小和数目、线粒体的数量、DNA 和 RNA 的含量均发生变化,许多基因和信号通路都参与了保姆细胞的形成[如线粒体途径和死亡受体途径介导的凋亡信号,转化生长因子 β(TGF-β)信号通路,与细胞分化、增殖、细胞周期调控有关的基因,等等]。

从旋毛虫的感染过程可以看出,含有免疫类蛋白酶和消化类蛋白酶的宿主自身蛋白在宿主抵抗旋毛虫入侵过程中发挥重要作用,同时旋毛虫生命周期的各个阶段所产生的抗原成分也在虫体与宿主相互作用中发挥重要的作用,叫以使旋毛虫成功寄生并将宿主损害降至最低,其中能抑制宿主的多种消化酶和免疫酶的 TsSPI 是旋毛虫入侵宿主过程中的重要调节抗原。

1.2   RNA 干扰(RNAi)在寄生虫中的应用

随着基因测序技术的发展,测序成本下降,全球开展了多生物大规模基因组计划,大部分生物基因密码被破译,但大多数基因仅停留在核酸、蛋白质水平的研究,其具体功能尚需进一步验证。

1.2.1 常见的生物基因功能研究技术

随着基因组学技术的发展,生物基因功能的研究进入新时代。在基因生物信息学预测、基因克隆表达、表达图谱识别的基础上,通过基因编辑或基因沉默对目标基因进行定向改造,使基因功能消失或减弱,然后观察生物特定表型变化,这可以直观地研究和验证目标基因功能。

1.2.1.1 基因编辑技术

基因编辑技术主要包括基因敲除、基因敲入、基因替换。早期的基因编辑技术主要是利用 DNA 同源重组原理,将与目标基因同源的线性序列导入宿主细胞,在重组酶的作用下,用带有同源臂的 DNA 片段替代目标基因片段。各种同源重组技术的主要区别在于基因识别位点和基因重组酶。常见的同源重组技术主要有两种:一是通过 γ 噬菌体启动目标染色体与外源 DNA 片段发生同源重组的 Red 重组酶的 Red 同源重组系统;二是在大肠埃希菌噬菌体 P1 中发现的 Cre/loxP 位点特异性重组技术,这个系统主要包括特异性识别位点 loxP 和重组酶 Cre。传统同源重组技术大多有应用目标局限、实验成本高、实验周期长、整合效率低等缺点,其随着新的基因编辑技术的发展渐渐被淘汰。

近年来,新的基因编辑技术主要关于在细胞水平利用核酸酶对目标基因进行定点改造,锌指核酸酶(ZFN)和转录激活因子样效应物核酸酶(TALEN)是两种具有代表性的位点特异性核酸酶,在基因组编辑中显示出巨大的应用潜力。有学者报道了一种名为 NgAgo 的古细菌衍生的 DNA 核酸酶,可以更精确和高效地编辑哺乳动物基因组 DNA。CRISPR/Cas9 系统不仅提高了基因编辑的速度和效率,而且降低了研究成本,同时在运用相关的功能基因进行全基因组筛选等方面也获得了重大突破。但是由于这些新技术主要是在细胞水平进行操作,因此在多细胞寄生虫方面的操作比较困难。

1.2.1.2 基因沉默技术

基因沉默是真核生物细胞基因表达调节的重要手段,是一种重要的自身防御反应,是真核生物中由内源或外源双链 RNA(dsRNA)诱导并识别和清除细胞非正常特异性 RNA 的一种机制,基因沉默也被认为是真核生物染色体形成异染色质的过程。与直接作用于 DNA 的基因编辑方法不同,基因沉默主要作用于 RNA,显然,真正的突变(如利用基因编辑技术 CRISPR/Cas9 进行基因敲除)确实有其独特的优点,但是在某些生物体系中,CRISPR/Cas9 并没有很好的效率,如在鼠类圆线虫中,CRISPR/Cas9 的效率就远远低于粪类圆线虫,且 CRISPR/Cas9 在多细胞寄生虫中操作困难。因此通过基因沉默来研究寄生虫基因功能依旧是现在的主流研究手段。

除了最常使用的 RNAi 技术,反义寡核苷酸技术也是一种常见的基因沉默技术,长度为 19~23 碱基修饰的 RNA 寡核苷酸可以与特异性目标的 mRNA 杂交形成双链,通过位阻效应阻止 mRNA 正常翻译成目标蛋白质,从而达到基因沉默。

1.2.2 RNAi 的原理

RNAi 最早是在秀丽隐杆线虫中被发现,随后几乎在所有真核生物(如原生动物、无脊椎动物、脊椎动物、真菌、藻类、植物)中被发现。RNAi 最初被认为是抗病毒的先天免疫反应中的一部分,此后被广泛用于下调靶分子,并成为研究细胞和组织水平上基因功能、基因调控、相互作用的强有力的反向遗传学工具,其在生命体异染色质组装和维持、DNA 和组蛋白甲基化、DNA 消除、启动子沉默、发育控制中发挥重要作用。

目前,主要有三种不同种类的小核糖核酸触发三种相应的 RNAi 途径:一是由外源或内源的长 dsRNA 分子加工而成的小干扰 RNA(siRNAs)介导的 siRNA 途径;二是微小干扰 RNA microRNAs(miRNAs)介导的 miRNA 途径;三是与 Piwi 蛋白相互作用的 RNA(piRNAs)介导的 piRNA 途径。不同 RNAi 途径的作用机制如图 1-1 所示。

siRNA 途径是最早被发现的,也是在研究基因功能中应用最广泛的 RNAi 途径。如图 1-1(a)所示,siRNA 的长度通常为 19~21 nt,并由外源或内源的长 dsRNA 分子加工而成。外源性 dsRNA 包括病毒性 RNA 和实验性导入的 dsR-NA,绝大多数内源性 dsRNA 是由重复或转座元件(如转座子 RNA)、结构基因座和重叠转录衍生而来。因此,siRNAs 也可分为外源性 siRNA(exo siRNAs)和内源性 siRNA(endo siRNAs)。在该途径中,内源性或外源性的长 dsRNA 首先被核糖核酸酶家族Ⅲ(RNase Ⅲ)中可以特异性识别双链 RNA 的核糖核酸内切酶切割成 20~26 nt siRNA。Dicer 是一种 ATP 依赖型多域蛋白质,主要包含解旋酶、盘状同源区域(PAZ 结构域)、RNase Ⅲ 和 dsRNA 结合域。核糖核酸内切酶、Argonaute 蛋白(Ago)和 RNA 依赖的 RNA 聚合酶可以引导 siRNA 进入 RISC,其中 Argonaute 蛋白是 RISC 中的核心蛋白,主要有为 siRNA 的传递提供结合位点的 PAZ 结构域和 RISC 中的酶切割活性中心的 PIWI 结构域。siRNA 可以识别互补靶 mRNA,RISC 中的反义 siRNA 链直接与靶 mRNA 的相应位点结合,靶 mRNA 被 RISC 中的核糖核酸酶Ⅲ切割,被切割的 mRNA 会被细胞识别为异常,这会导致 mRNA 的降解,从而不能成功地翻译成氨基酸并转化为目标蛋白质,从而达到基因沉默的效果。

如图 1-1(b)所示,与 siRNA 通过在翻译前切割 mRNA 并引起 mRNA 降解而沉默基因不同,miRNA 可以直接通过抑制翻译来沉默基因,miRNAs 是长度为 21~24 个核苷酸的单链 RNA,它们来源于含有长发夹结构的内源性初级 miR-NA(pri-miRNA),含有一些隆起的核苷酸,Dicer 可以将 70~90 nt 的 pri-miRNA 切割转化为 miRNA,miRNAs 主要在高等真核生物中发挥功能,可能通过与靶 mRNA 的 3′UTR 结合来抑制翻译。siRNAs 途径和 miRNAs 途径均需要核糖核酸内切酶参与并形成 RISC,而 piRNA 途径不需要。

如图 1-1(c)所示,piRNAs 是单链 RNA,一般长度为 23~36 nt,piRNA 具有组织特异性,主要出现在哺乳动物生殖细胞中,piRNA 主要是通过直接和生物体 Ago 家族重要分支 Piwi 蛋白结合形成 Piwi-piRNA 复合物从而引起基因沉默,主要有两种模式(从头循环和乒乓循环)。

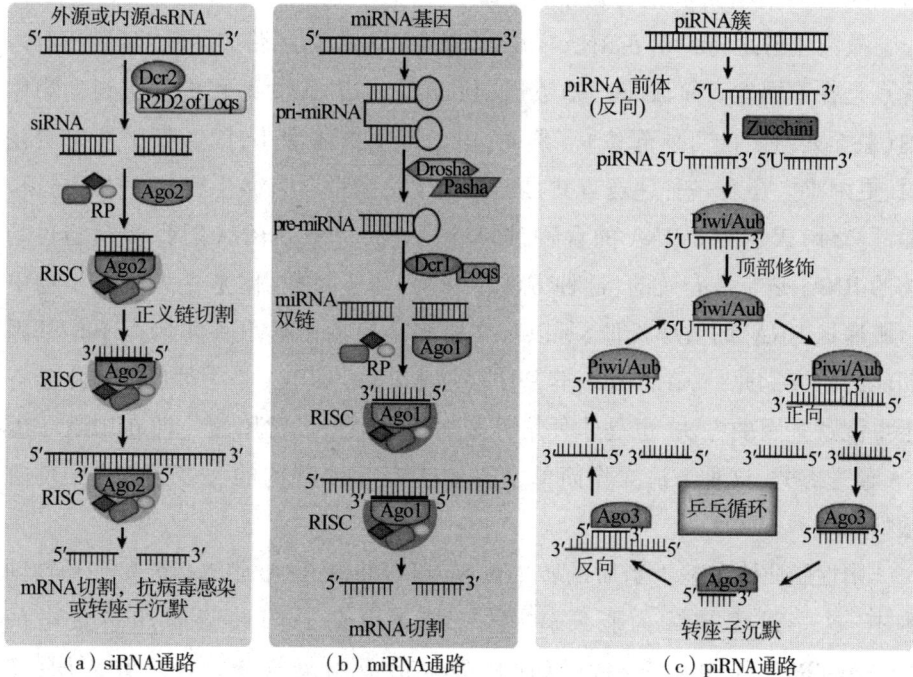

图 1-1 不同 RNAi 途径的作用机制

1.2.3 RNAi 在寄生虫中的作用方式和应用

在线虫中,dsRNA 可以通过系统 RNAi 缺陷 2(Sid2)的肠管腔跨膜蛋白的被动转运被虫体细胞摄取,Sid2 作为内吞受体在线虫中摄取 dsRNA。dsRNA 还可以通过高度保守的跨膜蛋白系统 RNAi 缺陷 1(Sid1)在线虫细胞间实现被动双向转运。系统性 RNAi 是指 dsRNA 进入特定组织或区域后,RNAi 沉默在细胞间扩散到整个机体甚至其后代。在秀丽隐杆线虫中,dsRNA 可以通过 Sid2 介导的细胞内吞作用和 Sid1 介导的细胞间转运实现系统性 RNAi。系统性 RNAi 进一步验证了外源性 dsRNA 可直接作用于生命体并发挥基因沉默功能。

有学者研究了用各种方法来递送 dsRNA/siRNA,dsRNA/siRNA 的基本递送方法包括显微注射、喂养和浸泡。然而,近年来有研究人员开发出各种各样的技术并将其应用到这些基本递送方法中,比如阳性脂质体辅助浸泡、纳米颗粒辅助、共生体介导和植物介导的传递。

显微注射是将少量 dsRNA/siRNA 直接注入生物胚胎或体内,显微注射的优点是在不同发育阶段将已知数量的 dsRNA/siRNA 立即直接输送到生物体内(甚至是特定的身体部位)。然而,由于寄生虫体型小,因此显微注射更耗时、更困难。还有一种递送方式是通过给生物喂食含有微生物(如大肠杆菌、酿酒酵母)表达的 dsRNA 的食物,即口服给药;口服 dsRNA 对许多鞘翅目动物的 RNAi 是非常有效的,这种方法不费力、易于操作,但是在大多数生物中口服递送 RNAi 的效率极低,所以现在更多地应用于病虫害防治而不是基因功能的研究。此外,在体外培养基中添加 dsRNA/siRNA 是一种广泛应用于寄生虫沉默基因的方法,也是体外培养多细胞寄生虫最常用的一种 dsRNA/siRNA 递送方式,这种方法操作简单,且在包括旋毛虫在内的大多数蠕虫中均有很好的效率。

阳性脂质体是基于脂质的转染试剂,可以将 dsRNA/siRNA 转移到动物细胞中,这一过程被称为脂质体感染,带正电荷的阳性脂质和带负电的 dsRNA/siRNA 间相互作用可以通过静电形成脂复合物。有研究表明,将 dsRNA/siRNA 和脂质体混合形成脂复合物可以很好地提高 RNAi 的效率。因此阳性脂质体被广泛应用于寄生虫中 dsRNA/siRNA 的传递。

现在 RNAi 技术已被用于研究各种蠕虫中特定关键基因的生物学功能,如鼠类圆线虫的核受体 DAF12、盘尾丝虫的组织蛋白酶 L 和 Z-样半胱氨酸蛋白酶、猪蛔虫焦磷酸酶、捻转血毛线虫的 β-微管蛋白、日本血吸虫的 V 型胶原蛋白、华支睾吸虫的烯醇化酶、旋毛虫中的副肌球蛋白、Nudix 水解酶等。

1.3　旋毛虫与 SPI

SPI 是一个结构保守的蛋白质超家族,可以抑制丝氨酸蛋白酶活性,并在许多重要生理过程(如凝血、补体的激活、炎症)中发挥重要作用。寄生虫蛋白酶抑制剂不仅可以调节虫体自身的生理活动,还可以参与调节宿主生理活动,从而干扰宿主防御系统,有助于寄生虫的寄生生活。

1.3.1　丝氨酸蛋白酶概述

蛋白酶抑制剂最重要的功能是可以高效地抑制蛋白酶活性,蛋白酶在自然界中分布广泛,真核生物、原核生物、病毒中都存在蛋白酶。基于活性部位的重要化学基团,蛋白酶可以分为四类:丝氨酸蛋白酶、金属蛋白酶、半胱氨酸蛋白酶、天冬氨酸蛋白酶。在这些蛋白酶中,丝氨酸蛋白酶因其多样的生物学功能而受到越来越多的关注。丝氨酸蛋白酶通过蛋白水解的方式参与了生命体的消化、细胞凋亡、信号转导、凝血、伤口愈合等重要生理活动。除生命体的正常生理活动外,丝氨酸蛋白酶还在病理进程中发挥重要的作用,如心肺疾病和肺气肿。绝大多数的丝氨酸蛋白酶通过消化蛋白质进而参与寄生虫的营养代谢以及对宿主组织的穿透,还有一些丝氨酸蛋白酶参与了寄生虫的发育繁殖和逃避宿主的免疫反应。

1.3.1.1　旋毛虫丝氨酸蛋白酶

有研究表明,在旋毛虫的整个生活史中,均有大量的丝氨酸蛋白酶出现。其中肌幼虫粗提物和排泄分泌抗原(ES)中的丝氨酸蛋白酶主要对抗结构蛋白,而新生幼虫成虫的丝氨酸蛋白酶主要降低凝血蛋白活性,这种阶段特异性蛋白水解活性有助于感染时期寄生虫分解宿主机械性、体液性的屏障。这些丝氨酸蛋白酶以抗体反应为靶点,抑制蛋白酶活动可能会导致宿主易感寄生虫。

在旋毛虫入侵宿主的过程中,幼虫会释放几种丝氨酸蛋白酶(如TspSP-1)。有学者从旋毛虫肌幼虫的 cDNA 文库中筛选到一种丝氨酸蛋白酶,将其命名为 Ts23-2,Ts23-2 仅在包囊形成后才开始合成,验证其蛋白酶活性,结果表明:这是一种血纤维蛋白溶酶样蛋白酶,该亚科还有一种重要蛋白酶TspSP-1.2,TspSP-1.2 的抗血清可以在一定程度上抑制旋毛虫幼虫对肠道上皮细胞的入侵;此外,重组 TspSP-1.2 蛋白可以诱导小鼠产生保护性免疫;Tsp-SP-1.2 在幼虫入侵肠道中发挥着重要作用,并且是良好的旋毛虫候选疫苗。有学者在伪旋毛虫(无包囊旋毛型线虫)中鉴定出一种类似的蛋白质 TppSP-1,对其氨基酸序列进行分析,结果表明,TspSP-1 中的 1 个组氨酸在 TppSP-1 中替换为 1 个精氨酸,这可能导致蛋白水解活性的损失,但是否会影响伪旋毛虫和宿主之间的相互作用还需要进一步的研究。有学者利用放射性同位素 DNA 探针从旋毛虫新生幼虫中筛选出一种丝氨酸蛋白酶 TsSerP,TsSerP 的亲水结构域侧方包括 2 个胰蛋白酶结构域;利用 RNA 杂交方法分析 *TsSerP* 基因的表达情况,结果表明,*TsSerP* 存在于旋毛虫的整个生命周期之中;western blot 结果表明,旋毛虫 ES 中没有 TsSerP;免疫定位表明,TsSerP 定位于旋毛虫肌幼虫、成虫的食管及其周边;由此可知,TsSerP 可能参与寄生虫的蜕皮过程和消化功能。有学者利用反向 cDNA 文库筛选出一种旋毛虫新生幼虫时期的丝氨酸蛋白酶 NBL1,NBL1 包括 2 个重要结构域、1 个催化结构域、1 个羧基端结构域,且羧基端结构域是 NBL1 的主要免疫原性区域,利用 NBL1 可以在感染早期检测到旋毛虫,并且可以在猪体内产生保护性免疫。

旋毛虫可以在不同时期表达多种不同的丝氨酸蛋白酶,由此可见,在旋毛虫中存在 1 个丝氨酸蛋白酶超家族。

1.3.1.2 宿主丝氨酸蛋白酶

依据蛋白酶功能,宿主丝氨酸蛋白酶主要可以分为 3 类:消化酶类、凝血因子类、补体系统类。消化酶类包括糜蛋白酶、胃蛋白酶、胰蛋白酶、弹性蛋白酶和其他在消化过程中起作用的蛋白酶;其中糜蛋白酶、胃蛋白酶、胰蛋白酶均属于水解酶,能迅速分解变性蛋白质;弹性蛋白酶也是水解酶,能消化和分解结缔组织蛋白质中的弹性蛋白(包括肽键结合、酰胺结合和酯结合),弹性蛋白酶是由酶原形式产生的。凝血因子类包括凝血因子 10(X)、凝血因子 11(XI)、凝血酶、纤溶酶等。补体系统类包括 C1r、C1s、C3 转化酶等。

研究表明,宿主丝氨酸蛋白酶在宿主抵抗病原体中发挥重要作用,其可以促进宿主肠道消化,加速凝血发生并阻碍病原移行。对抗宿主丝氨酸蛋白酶在寄生虫成功定殖寄生中发挥重要作用。

1.3.2 SPI 概述

蛋白酶是寄生虫维持其自身生命活动所需的核心蛋白。但是如果没有限制,蛋白酶又会对生命体自身造成严重的损伤。在寄生虫的生命周期中,寄生虫主要是通过一系列不同的蛋白酶抑制剂对其自身及宿主的蛋白酶活性进行限制,以防止自身及宿主产生的蛋白酶对虫体造成损伤。

根据蛋白酶抑制剂与目标蛋白酶的相互作用方式,可以将其分为两类:不可逆的"捕获"类抑制剂和可逆的"束缚"类抑制剂。前者特定作用于肽链内切酶,因为这类抑制剂的活性主要取决于其内部肽键裂开,并以类似底物的形式作为诱饵捕获目标蛋白,导致目标蛋白酶的构象发生变化,这种反应是不可逆转的,这类蛋白酶抑制剂主要包括 SPI 和巨球蛋白质家族;"捕获"类抑制剂易受各种蛋白酶的攻击,因此可以被认为是先天免疫防御系统的一部分。后者与目标酶有高亲和性,并且与目标酶的结合是可逆的,主要包括半胱氨酸蛋白酶抑制剂、天冬氨酰蛋白酶抑制剂、组织金属蛋白酶抑制剂,蠕虫的 ES 产物中有此类抑制剂。

有学者曾通过催化结构域类型对蛋白酶抑制剂进行分类,但这种分类方式渐渐被放弃,因为许多抑制剂家族不止包含一种蛋白酶抑制剂类型。例如,Kunitz 型植物蛋白酶抑制剂可以抑制丝氨酸蛋白酶,但是这一家族也包括半胱氨酸抑制剂和天冬氨酰蛋白酶抑制剂。蛋白酶抑制剂可以分为 48 个家族,其中 31 个家族可以根据其三维结构归总为 26 个家族。每一个家族都包含 1 种以上的不同抑制剂,但是含有公认抑制剂结构的蛋白质可能不是功能性抑制剂,例如:某些多区域蛋白质包含多个与 Kunitz 型 SPI 同源的结构域但却不是蛋白酶抑制剂;人体小肠捻转血毛线虫可以表达包含血小板反应蛋白结构域的蛋白质,但这种蛋白质的功能是未知的。

SPI 是研究最多的一种蛋白酶抑制剂,SPI 可以通过抑制一种或多种丝氨酸蛋白酶来控制内源性和外源性蛋白水解酶活性,并在动物、植物、寄生虫、昆虫、病毒的发育、生存、繁殖、炎症、凋亡中发挥重要作用。SPI 不仅参与寄生虫的生长发育,抑制凝血,调节和抑制宿主免疫反应,而且在寄生虫在宿主体内的早期发育阶段起关键作用。

1.3.3　SPI 的分类及结构特点

根据其一级序列、结构基序和结合机制,SPIs 至少可分为 serpin(SPI)、Kazal(KaSPI)、Kunitz、TAP、TIL 等 18 个家族,每种 SPI 均有其独特的结构特征和作用机制,其中 serpin 是最重要的 SPI 家族。

1.3.3.1　serpin 型 SPI

研究表明,线虫基因组中可以编码两种截然不同的 serpin,其中一种与哺乳动物的蛋白酶抑制剂有很高的同源性(serpin),另一种是线虫独有的不到 100 个氨基酸的小蛋白质(smapins)。在蛔虫、马来丝虫、盘尾丝虫、旋毛虫、绵羊肠道毛圆线虫等线虫中共鉴定出 8 种 serpin,吸虫、绦虫中也有 serpin 的存在;而在蛔虫、简单异尖线虫、犬钩虫、盘尾丝虫和鞭虫中存在 smapins。

serpin 是具有特殊结构的大型蛋白质家族,其三维结构由 9 个 α-螺旋和 3 个 β-折叠组成,这一结构是 serpin 核心结构域。羧基端附近的 RCL 是 serpin 的功能结构域。RCL 暴露在蛋白表面,包含 1 个易裂开的肽链,可以作为诱饵捕获目标蛋白质,和目标蛋白酶结合后,serpin 的构象也发生变化,serpin 的结构变化会导致与之相连的丝氨酸蛋白酶的构象改变,从而破坏酶的活性中心,发挥抑制作用。尽管已经有研究表明哺乳动物的 serpin 可以抑制半胱天冬酶(与机体凋亡相关),但是关于其在寄生虫中的研究还未见报道。

与哺乳动物相比,线虫 serpin 同源性较低,但维持其结构与功能的关键氨基酸残基高度保守。RCL 包含高突变位点,这一高突变位点决定了 serpin 的底物专一性,这种高突变位点在蛋白质功能区域的一级序列中很少见但是可以被免疫系统识别,因此常以此作为蛋白质的抗原位点。

研究人员将马来丝虫的 serpin 的基因序列与 8 种秀丽隐杆线虫 serpin 进行比较,结果表明,两种线虫的 serpin 内含子位置不保守,而羧基端功能区域 RCL 的序列比较保守。秀丽隐杆线虫的 serpin 聚集在同一染色体的 3 个区域,并且通过染色体定位和 serpin 蛋白质序列同源性相互联系,由系统进化分析可知其中 2 个序列是由局部复制产生的。有学者认为有两种可能性:一是这种基因聚集是由于基因扩增分化可以增强其蛋白酶抑制剂活性,二是选择压力保留这一 serpin 聚集区是为了协调表达以应对环境。

哺乳动物、节肢动物可以利用 serpin 调节凝血反应和酚氧化酶原活化,同时也利用其抵抗寄生虫感染。烟草天蛾中的 serpin 含有 9 个外显子,有 12 种不同的组合方式,每种不同的编码方式都包含 1 个与不同蛋白酶反应的特殊结合位点。因此,单个 serpin 也可以具有广泛的反应活性以应对不同的病原体特异性蛋白酶。有学者利用特异性引物扩增绵羊肠道毛圆线虫 serpin 序列全长,结果得到 3 种不同长度的序列,这些序列都含有相同的核心编码序列,由此可知线虫中可能也存在这种特殊的 serpin 编码模式。

smapin 可能是寄生性线虫独有的,并且没有与之相近的蛋白酶抑制剂家族。smapin 包含 10 个半胱氨酸残基,在氢键及电子力的帮助下以二硫键结合形成蛋白质核心区域,这一区域是与蛋白酶相互作用的区域。

serpin 和 smapin 的共同特征是反应中心环的高突变变异。这些氨基酸差异可能会从根本上减弱抑制剂作用的蛋白酶特异性,同时这可能是寄生虫为针对宿主不同的特殊蛋白酶所进化出的一种自适应机制。研究人员认为,丝氨酸蛋白酶活性中心的高速进化可能暗示了寄生虫和宿主之间竞争作用的进化。

1.3.3.2　Kazal 型 SPI

Kazal 型 SPI 是根据首次发现者 Kazal 的名字命名的,主要抑制胰腺分泌的胰蛋白酶。KaSPI 普遍存在于哺乳动物、鸟类、水生动物、吸血昆虫、寄生虫中,可以维持生物自身生长发育、繁殖,抑制过度自噬,抑制病原体蛋白酶,帮助寄生虫寄生宿主。

Kazal 型 SPI 可能包含 1 个 Kazal 结构域,或由不同长度的肽链连接多个 Kazal 结构域。与无脊椎动物相比,脊椎动物的 Kazal 结构域相对较长,但结构相似,典型的 Kazal 结构域由 40~60 个氨基酸残基构成,氨基酸结构一般为: Cys-X a-Cys-X b-PVCG-X c-Y-X d-Cys-X e-Cys-X f-C(a、b、c、d、e、f 表示氨基酸组成的数字),其分子构象相对稳定,6 个保守的半胱氨酸残基能够形成域内二硫键。

1.3.3.3　其他 SPI

SPI 是最大的蛋白酶抑制剂家族,除前文提到的 serpin 型和 Kazal 型 SPI,还有很多其他型。其中除 Kunitz 型和 FPI-F 型 SPI 在动物、植物、微生物中均广泛存在外,其他 SPI 主要存在于单一生物界中,存在范围相对较小。各种 SPI 都有独特的结构特征和作用机制。

1.3.4 寄生虫 SPI 的功能

1.3.4.1 寄生虫 SPI 在虫体自身生长发育中的功能

有学者对寄生虫蛋白酶抑制剂的功能进行研究,认为寄生虫蛋白酶抑制剂只是与寄生虫自身蛋白酶相互作用,如抑制未分泌就异常成熟的蛋白酶活性。前人研究主要关于蛋白酶抑制剂对虫体自身蛋白酶抑制作用和蛋白酶对虫体自身发育的影响。

包括旋毛虫在内的蠕虫的生命周期包含幼虫的蜕皮进化阶段。在幼虫向成虫发育的过程中,其表皮(外骨骼)迅速发育,这种角质层可以支撑线虫虫体并为其提供保护屏障。在线虫从幼虫发育为成虫的 4 个生命阶段中,其角质层蜕皮,并最终发育成一个全新、成熟、巨大的表皮,其中最重要的蜕皮发生在感染性幼虫 L3 向四期幼虫 L4 蜕变的过程中。整个蜕皮过程可能包括短期的失活,角质膜与表皮分离,表皮松弛,表皮周期性脱落。角质层分离与蜕皮都需要蛋白酶降解角质层蛋白。此外,蛋白酶的激活与新合成的表皮前蛋白活化有关。研究表明,金属氨基肽酶和半胱氨酸酶(组织蛋白酶 L)参与了马来丝虫、盘尾丝虫和蛔虫的 L3 到 L4 的蜕皮过程,使用特定的蛋白酶抑制剂可以阻止虫体从 L3 发育到 L4 并导致幼虫退化。有学者利用 RNAi 技术沉默丝虫半胱氨酸蛋白酶,结果表明这些酶在虫体 L2 到 L3 和 L3 到 L4 的过程中均发挥重要的作用。此外,有研究表明,犬钩口线虫的 L3 期幼虫可以分泌金属蛋白酶,这种酶能够降解凝胶、胶原蛋白、层黏连蛋白、纤连蛋白。人源美洲钩虫也可以分泌金属蛋白酶并参与消化胶原蛋白和弹性蛋白,EDTA 和 1,10-菲罗啉可以在某种程度上抑制仓鼠皮肤穿透;但是与未处理的对照组相比,天冬氨酸蛋白酶抑制剂可以抑制这种现象;这一研究证实了天冬氨酸蛋白酶抑制剂在皮肤渗透过程中的重要作用,同时也验证了其他蛋白水解酶在这一生理过程中发挥的作用,特别是金属蛋白酶和丝氨酸蛋白酶。有研究表明,类圆线虫 L3 期幼虫分泌的金属蛋白酶可以帮助虫体在宿主组织内迁移,与人的皮肤接触后,类圆线虫幼虫可以通过分泌金属蛋白酶迅速渗透皮肤细胞外基质。某些线虫和吸虫需要消化血红蛋白作为营养来源以生存和繁殖,与埃及伊蚊等外寄生生物主要利用丝氨酸蛋白酶作为主要消化酶不同,蠕虫主要利用半胱氨酸和天冬氨酸的蛋白酶对血液进行消化,而血吸虫的蛋白酶特异性抑制剂可以中断血红蛋白消化并抑制血吸虫发育。有学者利用 RNAi 研究蛔虫的 serpin(Ov-SPI-1)和盘尾丝虫的糜蛋白酶和胰蛋白酶抑制剂,结果表明,这些蛋白酶抑制剂与寄生虫的蜕皮有关。

有学者利用 cDNA 文库从旋毛虫肌幼虫中筛选并获得阳性克隆 Ts11-1,经氨基酸序列比对可知,Ts11-1 与马来丝虫 SPI 的同源性为 30%,并可以剂量依赖性抑制宿主胰蛋白酶活性,Ts11-1 仅在旋毛虫新生幼虫和肌幼虫中早期表达,这可能与旋毛虫的发育有关。

1.3.4.2　寄生虫 SPI 在虫体与宿主相互作用中的功能

随着研究的深入,有学者发现在寄生虫排泄分泌产物(ES)中也包含很多具有抑制蛋白酶活性的蛋白酶抑制剂。有研究表明,蛔虫分泌的胃蛋白酶和胰蛋白酶抑制剂可以和宿主肠道的消化道的消化蛋白酶相互作用并抑制其活性。TsSPI 可以通过抑制活性来保护寄生虫免受宿主消化酶的影响,TsSPI 也是调节旋毛虫与宿主相互作用的重要因子,寄生虫蛋白酶抑制剂与宿主蛋白酶之间的相互作用在寄生虫成功维持其寄生生活中发挥重要作用。

研究表明,寄生虫蛋白酶抑制剂可以作用于宿主并影响其免疫反应。有学者研究了绦虫能在宿主强烈免疫反应中生存下来的机制,结果表明:寄生虫可能进化某种机制来抑制宿主炎性反应,许多宿主淋巴细胞、血小板和肥大细胞的活化都需要蛋白酶的参与;而绦虫分泌的蛋白酶抑制剂可以抑制小鼠抗原及凝集素的增生反应,抑制小鼠淋巴细胞中的内源性 IL-2 的增殖和 IL-1 介导的胸腺细胞增殖,抑制补体的激活和替代途径。此外,猪囊尾蚴 SPI 可以抑制中性粒细胞的趋化反应,并且这个反应是可逆的。蜱的唾液具有抗凝血、抗炎、抑制免疫的作用,蜱唾液中蛋白酶抑制剂在这一过程中发挥重要作用。研究表明,寄生虫蛋白酶抑制剂在寄生虫与宿主之间的竞争中发挥重要作用。

（1）抵抗宿主蛋白酶消化

寄生虫蛋白酶抑制剂可以防止寄生虫被宿主蛋白酶消化，以便长期生存。有研究表明，线虫的表皮胶原蛋白易被宿主肥大细胞分泌的蛋白酶消化。而蛔虫粗提物可以抑制几乎所有对线虫有潜在损伤的胃肠道蛋白酶（如胰蛋白酶、胰凝乳蛋白酶、弹性蛋白酶、羧肽酶 A 和 B、胃蛋白酶、胰酶等）。蛔虫不能分泌蛋白酶抑制剂，但其虫体提取物可以抑制蛋白酶。有学者通过荧光标记的胰凝乳蛋白酶标记未知宿主蛋白酶，结果表明，宿主蛋白酶定位在肠道绒毛膜边缘、虫体生殖道、虫体表皮、虫卵上，由此可知蛋白酶抑制剂可能导致寄生虫的宿主特异性。包括 TsSPI 在内的三种旋毛虫 SPI 对宿主胰蛋白酶、α-糜蛋白酶、胃蛋白酶和其他蛋白酶均有较好的抑制效果，三种蛋白酶抑制剂可以很好地保护旋毛虫免受宿主消化酶的攻击。

（2）抗凝反应

寄生虫（如十二指肠钩口线虫、美洲钩虫、裂体吸虫、片形吸虫、捻转血毛线虫）需要吸取宿主血液。凝血级联反应可以防止血管出血损伤，阻止血食性寄生虫夺取营养，并阻止寄生虫穿越宿主组织（凝血有内在途径和外在途径，两者都包括一系列共有的反应：激活 X 因子和 Xa 因子），从而使凝血酶原转化为凝血酶，并催化纤维蛋白原转化成纤维蛋白。大量的丝氨酸蛋白酶参与这个过程，并且这些丝氨酸蛋白酶受到 SPI 的严格控制。有学者利用蛋白酶抑制剂延长血液流动，研究表明，钩口线虫成虫的主要抗凝物质是小型抗凝蛋白家族（AcAP），可以表达重组蛋白。有研究表明，2 个抗凝因子（AcAP5 和 AcAP6）可以抑制 Xa 因子和组织凝血因子，钩虫的凝血因子属于 SPI 家族，并与在非血食性寄生虫的蛔虫中发现的 serpin 同源。

（3）寄生虫蛋白酶抑制剂与宿主免疫反应

哺乳动物 serpins 参与调节很多生理活动（如凝固、补体的激活、炎症产生、受体信号转导）。寄生虫蛋白酶抑制剂可以发挥类似宿主自身 SPI 的作用。

马来丝虫微丝蚴可以高表达一种特异性 serpin（Bm-SPN-2）。Bm-SPN-2 一般为 35～55 kDa，其可以作为抗原很好地被宿主 T 淋巴细胞识别，并诱导 T 细胞增殖和产生细胞因子，可以剂量依赖性地抑制中性粒细胞丝氨酸蛋白酶、组织蛋白酶 G 和弹性蛋白酶。马来丝虫微丝蚴感染小鼠后，会诱导产生强烈、短暂的特异性 Th1 反应,该反应在感染后 35 d 消失,感染后的人类患者会产生强烈的体液免疫;随后大多数患者仍对整个寄生虫提取血清产生阳性反应,但是 Bm-SPN-2 特异性抗体消失。Bm-SPN-2 是小鼠和人类的 T 细胞和 B 细胞控制因子,Bm-SPN-1 与 Bm-SPN-2 亲缘较远,几乎在寄生虫的整个生活周期中都有表达,在蚊媒传播感染阶段的表达量最高,这说明 Bm-SPN-1 可能主要抑制寄生虫内源性蛋白酶。

血吸虫表达的 serpin 大部分定位在虫体表面,并且可能与宿主蛋白酶形成大分子络合物以保护虫体免受宿主蛋白酶攻击。有研究表明,血吸虫 serpin 可能与免疫相关蛋白酶作用,从而帮助寄生虫逃避宿主免疫反应。此外,盘尾丝虫的重组蛋白酶抑制剂可以抑制宿主嗜中性粒细胞分泌丝氨酸蛋白酶和组织蛋白酶 G,而这些蛋白酶在宿主清除幼虫和免疫应答中发挥重要作用。从裂体吸虫成虫分离的 serpin 可以抑制血吸虫和宿主嗜中性粒细胞来源的弹性蛋白酶。血吸虫 serpin 可以调节自身弹性蛋白酶活性,还可以使血吸虫免受宿主中性粒细胞释放的弹性蛋白酶的伤害。

线虫感染可以上调肥大细胞分泌的糜蛋白酶和糜蛋白酶样蛋白酶。糜蛋白酶直接激活 IL-1β,并增加上皮细胞的通透性并且刺激炎性细胞聚集。鞭虫成虫寄生在盲肠和结肠黏膜内,可以表达两种不同的 serpin,成虫离体培养也可以释放这两种 serpin:一是 TsCI,可以抑制胰凝乳蛋白酶和胰蛋白酶,TsCI 没有 serpin 特异性结构域;二是 TsCEI,可以抑制胰凝乳蛋白酶、中性粒细胞弹性蛋白酶和小鼠肥大细胞分泌的弹性蛋白酶、组织蛋白酶 G,但 TsCEI 不抑制胰蛋白酶。TsCI 和 TsCEI 都是 smapin,两者的同源性为 48%,TsCEI 与蛔虫、简单异尖线虫 smapin 的同源性较高。TsCEI 可以通过抑制宿主蛋白酶从而干扰肥大细胞功能,绵羊肠道线虫毛圆线虫的 L4 幼虫释放的 serpin 同样可以抑制羊肥大细胞糜蛋白酶(SMCP),很可能与毛圆线虫 L4 幼虫直接暴露在 SMCP 中有关。

1.4　旋毛虫感染与免疫

1.4.1　寄生虫感染后宿主免疫策略

许多寄生蠕虫具有复杂的多阶段生命周期,可能涉及多个宿主。在哺乳动物宿主中,寄生蠕虫经常经历复杂的生长发育和分化,最终目标是成功发育至可以传递给下一个宿主的阶段。幼虫必须在宿主内迁移到合适的生理部位,在那里生长和繁殖,因为后代是要传给另一种动物的,它们最终必须能够在生命体内以某种方式进入一个可以离开宿主的地方,在不同的部位有不同的宿主免疫反应。由于蠕虫在宿主体内可以长期存活至数十年,它们的生命周期必定涉及宿主免疫调节,从而确保它们自身的生存和在宿主间的持续传播。每个蠕虫的这一过程不同。在大多数情况下,宿主对蠕虫感染的免疫反应非常相似,即以 Th2 型免疫反应为主。有学者利用极化小鼠感染模型进行了不同品系小鼠感染肠道线虫的研究,结果表明,大多数品系最初易受感染,但可以不同程度地驱虫,相比之下,一些品系无法排出寄生虫;由不同品系小鼠感染后的免疫反应比较结果可知,易感性与 Th1 反应的发展相关,驱虫性则与诱导 Th2 反应的能力有关,通过控制免疫系统抑制不易感小鼠产生的 Th2 反应可以使其变成易感动物。

蠕虫感染的免疫反应随着感染时间的推移而变化。蠕虫寄生虫的感染阶段在屏障部位开始感染(如旋毛虫接触宿主肠道黏膜),同时伴随着各种类型的细胞被激活,如固有淋巴细胞、巨噬细胞、树突状细胞、自然杀伤细胞、嗜酸性粒细胞和嗜碱性粒细胞/肥大细胞。在相对早期的感染阶段,寄生虫可诱导效应细胞 Th1、Th17 和 Th2 的分化,这些细胞与 E 型免疫球蛋白(IgE)抗体一起,可能导致部分寄生虫的排出。在急性感染期(产卵或微丝释放发生)时,Th2 CD4+细胞轻微扩张;Th1 细胞收缩,保护并负责寄生虫排虫的 Th2 型应答成为占主导地位的免疫应答。宿主对所有致病性蠕虫的 Th2 型免疫反应主要包括:产生细胞因子 IL-4、IL-5、IL-9、IL-10 和 IL-13,诱导抗原特异性 IgG1、IgG4 和 IgE,嗜酸性粒细胞的大量增殖,交替激活巨噬细胞/免疫调节单核细胞。这种 Th2 型免疫反应的启动需要与许多不同类型的细胞(如基质细胞、树突状细胞和巨噬细胞群、嗜酸性粒细胞、肥大细胞和嗜碱性粒细胞、真皮细胞、上皮细胞、固有淋巴细胞)相互作用。因此,在急性感染阶段,免疫应答是 Th1/Th2 混合型的,初期 Th1 型应答显著,随后 Th2 型应答占主要地位。随着慢性长期感染的发展,这些促进 Th2 型免疫反应的先天性反应同样受到其他免疫反应的调节,包括自然调节性 T 细胞(nTregs)、调节性巨噬细胞(Mregs)、调节性 B 细胞(Bregs)、嗜酸性粒细胞、其他可能的迄今未确认的细胞群。

在蠕虫感染宿主的过程中,蠕虫必须穿过一系列宿主屏障,这些屏障的细胞形成一个固有的界面,可以用来调节或诱导某些免疫或炎症功能,这些细胞在免疫调节作用、寄生蠕虫和宿主的相互作用中发挥重要作用。

1.4.2 寄生虫感染与宿主 T 细胞

蠕虫在急性期的感染与 Th2 极化有关,这种极化可通过调节细胞群[主要是调节性 T 细胞(Tregs)、Mregs 和 Bregs]的扩张而被调节。

在丝虫和血吸虫感染小鼠模型中,寄生虫的存活与 Tregs 的活性有关。研究表明,减少 Tregs 可以增强对蠕虫感染的免疫力。Tregs 主要包括自然调节性 T 细胞(nTregs)和适应性调节性 T 细胞(aTregs)。

nTregs 在感染性疾病、癌症和自身免疫性疾病中均具有重要的调节作用。nTregs 表面具有特征性标记分子 CD25 和转录因子 Foxp3,可通过接触依赖机制抑制 T 细胞反应,其具体作用机制仍有待研究。研究表明,nTregs 在控制蠕虫感染期间的病理学和免疫功能中均起作用,例如,在感染了多形螺旋线虫的小鼠中,nTregs 出现频率更高,并且可以表达更高水平的 CD103,本质上可以更有效地抑制 T 细胞反应。小鼠感染丝虫病后,寄生虫的存活与 nTregs 的活性有关。同样,nTregs 细胞也有助于控制慢性曼氏链球菌感染引起的 Th2 反应。

aTregs 主要通过产生细胞因子发挥作用,细胞因子有 IL-10 和 TGF-β,Tregs(尤其是 aTregs)参与蠕虫介导的免疫抑制,IL-10、TGF-β 和参与调节免疫反应的 Tregs 相关的因子在蠕虫感染过程中被大量释放。

大多数蠕虫感染的特征是在慢性感染期时抑制 T 细胞效应反应的状态,这种免疫反应状态被称为 T 细胞免疫反应低下。效应 T 细胞反应可通过多种机制进行调节,主要包括在 T 细胞水平上诱导产生 IL-10 和 TGF-β,此外还包括增加细胞毒性 T 淋巴细胞相关蛋白 4(CTLA-4)和程序性死亡受体 1(PD-1)的表达、转录因子 Tbet 的调节以及诱导 T 细胞无能。丝虫病感染者的 T 细胞表现出典型的无能症状,包括降低寄生虫抗原诱导的 T 细胞增殖、IL-2 缺乏、E3 泛素连接酶表达增加。同样,在血吸虫病患者和小鼠中也都发现了无能 T 细胞,在小鼠中,这些 T 细胞表达了高水平的 *GRAIL*(与淋巴细胞无能相关的基因)。

效应 T 细胞的功能也可能受到抗原呈递细胞传递的"错误"信号的限制。

丝虫感染可以导致 MHC I 类和 II 类、参与抗原呈递的细胞因子、其他相关基因表达的下调,从而使树突状细胞在活化 CD4+T 细胞方面处于次优状态。

有学者将旋毛虫 Kazal 型和 serpin 型 SPI(TsKaSPI 和 TsAdSPI)等体积混合于免疫小鼠中,结果表明:血清 IgG1、IgG2a 的表达和脾细胞的增殖均有所提高,脾脏 CD4$^+$CD25$^+$Foxp3$^+$Tregs、CD8$^+$CD28$^-$T 细胞的比例显著增加,可见 TsKaSPI 和 TsAdSPI 可以调控辅助性 T 细胞免疫应答。

1.4.3 寄生虫感染与宿主巨噬细胞

巨噬细胞是由骨髓前体细胞分化而来,并且广泛分布于生物体全身的各个组织中。在蠕虫感染中,巨噬细胞是在感染部位聚集最多的免疫细胞,在宿主免疫防御、免疫调节、组织修复中具有重要作用。巨噬细胞在蠕虫感染后的宿主免疫应答过程中进一步扩增、分化,并发挥相应的效应功能。在病原体感染过程中,巨噬细胞主要可以分化成 2 个亚群:经典激活的巨噬细胞(CAM/M1)和替代性活化的巨噬细胞(AAM/M2),CAM 和 AAM 在包括旋毛虫在内的蠕虫感染中发挥不同的效应功能。早期分型主要基于 CD4+T 辅助细胞(Th)的 T1 和 T2 极化表型,或基于不同小鼠巨噬细胞的氨基酸代谢中固有精氨酸(主要是L-精氨酸)的不同利用方式;后期分型基于不同刺激源(IL-4 或 IL-13 刺激的"静息"巨噬细胞 AAM 和 IFNγ、LPS 等微生物产物刺激的 CAM),或基于刺激后不同的基因表达情况,因此也将 AAM 称为交替激活型的巨噬细胞。

1.4.3.1 寄生虫感染与宿主 CAM

在寄生虫感染过程中,CAM 主要在 Th1 型免疫应答中发挥重要作用,主要发挥以下几个关键功能:CAM 可以通过细胞表面模式识别受体(如 Toll 样受体)在蠕虫感染早期识别入侵病原体;CAM 也可以作为抗原呈递细胞,帮助启动宿主免疫反应;CAM 还可以发挥效应细胞功能,直接杀伤入侵的病原体;CAM 还可以分泌大量标志性促炎性细胞因子[如肿瘤坏死因子 α(TNF-α)、白介素-1β(IL-1β)、白介素-6(IL-6)、白介素-12(IL-12)等],引起机体强烈的炎症反应,从而增强 Th1 免疫应答,杀伤入侵的病原微生物;此外,CAM 还可以通过诱导表达诱导型一氧化氮合酶(iNOS)产生大量的 NO,直接杀伤病原体。

刺激激活 CAM 的物质主要有革兰氏阴性菌胞壁中的内毒素脂多糖（LPS）、类脂 A，粒细胞-巨噬细胞集落刺激因子（GM-CSF）、单核细胞趋化蛋白-1（MCP-1）、白介素-4（IL-4）、γ 干扰素（IFN-γ）等细胞因子也可以刺激活化 CAM，其中 LPS 是研究中最常使用的 CAM 激活物。LPS 可以与细胞表面受体结合，将刺激信号传入细胞内从而启动巨噬细胞的活化，并启动一系列免疫相关因子的转录活化。

Toll 样受体（TLR）是巨噬细胞表面重要的模式识别受体之一，作为一级传感器，可以识别包括寄生虫在内的大多数病原体成分病原体相关分子模式（PAMP）并启动先天免疫反应，引发炎性反应，并最终获得性免疫。TLR 最早在果蝇里被发现，随后在包括人和啮齿动物在内的多种哺乳动物中均发现了类似的跨膜蛋白，在巨噬细胞、树突状细胞、T 细胞、B 细胞、自然杀伤细胞表面都有分布。TLR 家族由超过 13 个成员组成，每个成员都能检测出不同的 PAMPs，这些 PAMPs 来自各种微生物病原体，如病毒、细菌、原生动物、寄生虫和真菌，所有的 TLR 信号通路都以转录因子核因子 kappaB（NF-κB）的激活为顶点。NF-κB 可以控制一系列炎症细胞因子和趋化因子基因的表达，在 T 细胞的活化、树突状细胞上共刺激分子的上调中起至关重要的作用。

在哺乳动物细胞中，NF-κB 家族有 5 个成员：RelA（p65）、RelB、C-Rel、p105（NF-κB1，p50 的前体）和 p100（NF-κB，p52 的前体）。在 TLR 信号中，NF-κB 最常被激活的形式是由 p65 和 p50 组成的异二聚体，在非刺激条件下，NF-κB 通过与一个称为 NF-κB 抑制剂（IκB）的蛋白家族相互作用，以一种不活跃的形式被隔离在细胞质中。NF-κB 的激活主要有 2 种途径：经典的 IRAK 途径和非经典途径。TLR 主要激活经典途径，关于 TLR 信号转导中是否激活了非经典途径的研究鲜有报道。在经典的 IRAK 途径中，TLR 被激活后，接头蛋白髓样分化因子 88（MyD88）可以通过其死亡结构域与 IRAK 蛋白激酶家族成员的死亡域相互作用。IRAK 是一种分布于细胞膜周围的丝/苏氨酸（Ser/Thr）激酶，包括 IRAK1、IRAK2、IRAK4 和 IRAK-M，其中 IRAK1、IRAK2、IRAK4 均有激酶活性，而缺乏内在激酶活性的 IRAK-M 可以通过阻止 IRAK4 和 IRAK1 从 MyD88 中分离来负调节 TLR 信号。IRAK4 最初被激活，并发挥激酶活性磷酸化并激活 IRAK1，在 IRAK4 和 IRAK1 相继磷酸化后，它们与环域 E3 泛素连接酶 6（TRAF6）相互作用并与 MyD88 分离，随后 TRAF6 发生泛素化，泛素化的

TRAF6 在 TAK-1 结合蛋白 1(TAB-1)和 TAK-1 结合蛋白 2(TAB-2)的介导下,与 TGF-β 激酶(TAK-1)结合并激活 TAK-1,然后激活 IκB 激酶复合物(IκK)和丝裂原活化蛋白激酶(MAPK)。其中 MAPK 通过 ERK、JNK、p38 级联反应最终形成转录因子 AP-1,而 IκK 复合物可以触发 IκB 蛋白的特定丝氨酸残基的快速磷酸化,磷酸化的 IκB 蛋白随后被 26S 蛋白酶体多泛素化和降解,NF-κB 被释放,核定位信号暴露,随后进入细胞核,调控 TNF-α、IL-1β、IL-6、IL-12 等炎性细胞因子以及趋化因子的基因转录(图 1-2)。

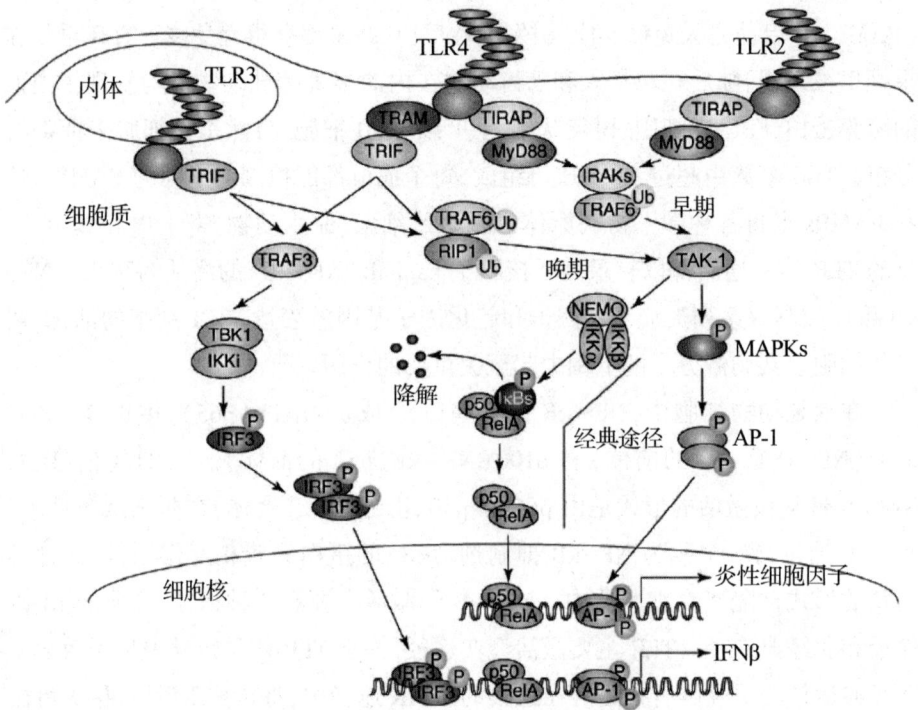

图 1-2　NF-κB 信号通路

研究表明,利什曼原虫感染宿主后,可以通过损害 NF-κB p65 的功能进而破坏宿主树突状细胞和巨噬细胞的免疫原性,降低炎性细胞因子和黏附分子的表达量,并最终降低巨噬细胞活性。不同基因型弓形虫均可不同程度地影响 NF-κB 信号通路,某些株弓形虫可以抑制 NF-κB 信号通路,而某些株则可以刺激激活 NF-κB 信号通路,经筛选发现弓形虫 GRA15 基因可通过降解 IκB 来增强 NF-κB 信号通路的信号转导。以上研究表明,病原体对宿主 NF-κB 信号通路的作用是复杂的,既有正向刺激又有反向作用。

CAM 除了可以分泌大量促炎性细胞因子,还可以诱导表达重要效应因子 iNOS,同时 iNOS 也是其标志性因子。一氧化氮合酶(NOS)最重要的功能是参与氨基酸代谢,NOS 可以催化 L-精氨酸代谢产生大量的 NO 和 L-瓜氨酸,这种氨基酸代谢和巨噬细胞极化密切相关。哺乳动物 NOS 主要有 3 个亚型,其中大部分亚型在正常情况下会正常表达;只有 iNOS 在正常情况下表达量很低甚至不表达,只有受到外界刺激(包括外源信号和细胞内产生的细胞因子)时 iNOS 才会高表达同时催化生成大量 NO,而 NO 可以通过氧化损伤或者抑制虫体代谢活动直接杀伤寄生虫。有研究表明:外源性 NO 可以直接杀伤旋毛虫肌幼虫,中性粒细胞缺失可以上调 iNOS 的表达,宿主肌肉组织中的幼虫数量显著降低;通过抑制剂抑制 iNOS 的表达可以降低巨噬细胞 NO 的浓度,宿主肌肉组织中的幼虫数量显著升高。此外,iNOS 也可以通过催化 NO 直接杀伤血吸虫幼虫、丝虫等寄生蠕虫。

1.4.3.2　寄生虫感染与宿主 AAM

AAM 主要发挥免疫调节功能,可以抑制宿主中强烈的免疫反应,并参与感染后的宿主组织的伤口修复和愈合,还可以通过促进 Th2 型免疫应答反应发挥驱虫作用。有学者发现,IL-4 和 IL-13 可以诱导巨噬细胞向 AAM 极性分化, IL-10、IL-21、糖皮质激素、免疫复合物、Toll 样受体配基等也参与了 AAM 极化。AAM 极化发生后,主要表现为细胞表面的抗白介素 4 受体 α(IL-4Rα)和甘露糖受体(MR)的上调,同时分泌大量的 IL-10、TGF-β 和少量的 IL-12,此外,还可以特异性增加几丁质酶样糖结合蛋白(Ym1)、几丁质酶(AMCase)、炎症区域分子-1(FIZZ1)等的表达。此外,L-精氨酸的代谢也是导致巨噬细胞亚群分化的关键,AAM 可以诱导产生精氨酸酶-1(Arg-1),Arg-1 对 L-精氨酸有很高的亲和性,可以使 L-精氨酸代谢生成鸟氨酸和尿素,并催化生成多胺,而多胺也是寄生虫生长所需的重要营养素。Arg-1 可以和 iNOS 竞争 L-精氨酸,提高 Arg-1 活性会导致 iNOS 介导的 L-精氨酸利用率降低并抑制 NO 的产生,同时 Arg-1 催化生成的多胺也可以催动 AAM 极化。因此,Arg-1 是 AAM 极化的重要标志物。

　　研究表明,AAM 在蠕虫感染中发挥重要作用,蠕虫感染可诱导 AAM 活化,而 AAM 可以介导对寄生虫的杀伤,AAM 可以通过 Th2 型免疫反应控制 Th1 型炎症反应,在驱除几种肠道线虫中发挥重要作用。肠道螺旋线虫感染后,会和宿主之间发展出一种特殊的共进化关系,肠道螺旋线虫首次感染后可以迅速进入宿主肠道并持续慢性感染,经过驱虫后,再次感染的肠道螺旋线虫进入宿主体内后,会被大量募集的中性粒细胞和 AAM 包围形成肉芽肿,加入精氨酸酶抑制剂或者巨噬细胞清除剂(氯膦酸二钠脂质体)可以增强幼虫活力,降低宿主驱虫率。在巴西日圆线虫感染过程中,AAM 重要衍生物(白三烯 B4 和 Ym1)可以促进肺脏和腹膜中嗜酸性粒细胞的聚集,从而达到驱虫作用。在另外几种重要肠道线虫感染过程中,AAM 重要衍生物 AMCase 的表达量也会显著升高,而AMCase 可以特异性作用于几丁质,从而杀伤含有几丁质的寄生虫(如微丝蚴)。

　　在任何类型的感染中,控制炎症的发生和程度对宿主的生存有重要作用。在蠕虫感染过程中,AAM 最关键的功能可能是保护宿主免受寄生虫引起的炎症损害,而不是介导寄生虫的杀灭。AAM 可被模式生物多形螺旋线虫感染,是蠕虫感染期间介导 Th2 免疫反应的关键效应臂,AAM 还可以在蠕虫感染期间通过产生调节性细胞因子(如 TGF-β 和 IL-10)从而抑制免疫反应。感染曼氏血吸虫后,特异性巨噬细胞 IL-4Rα 缺陷小鼠死于急性感染。在巴西日圆线虫感染中,AAM 对抑制寄生虫感染诱导的肺部炎症至关重要,IL-4Rα 缺陷小鼠感染寄生虫后,肺部炎症加剧,这种情况随 AAM 的转移而减轻。小鼠感染马来丝虫后,大量巨噬细胞聚集,并表现强烈的 Th2 型免疫应答,且抑制性细胞因子IL-10 和 TGF-β 显著升高。有学者将抗原刺激的 T 细胞与分离出来的腹腔巨噬细胞共孵育,可以明显观察到 T 细胞增殖受到抑制,而这些巨噬细胞表现出高 Arg-1 活性,显然这些大量增殖的巨噬细胞属于 AAM,因此在这种由线虫介导的特殊免疫应答中,AAM 也被命名为线虫活化的巨噬细胞(NeM)。早期研究表明,NeM 在线虫感染中主要发挥抗炎功能。

　　研究表明,大多数蠕虫感染引起的 AAM 激活是由 IL-4 和 IL-13 结合 IL-4Rα 激活信号转导及转录激活蛋白 6(STAT6)极化而来。IL-4 和 IL-13 均能与巨噬细胞表面常见的 IL-4Rα 结合并启动选择性激活,IL-4Rα 连接激活非受体酪氨酸激酶(JAK),并和造血细胞胰岛素受体底物蛋白2(IRS2)形成受体复合物,随后 JAK 磷酸化受体胞质结构域内的酪氨酸残基,并招募第二波信号中间产物,STAT6 也被招募到受体复合物中,随后 STAT6 一个关键的 C-末端酪氨酸残基发生磷酸化,导致二聚体 STAT6 单元的重新定向,pSTAT6 会移位到细胞核,并与某些基因启动子结合,从而引发一系列复杂的转录变化。pSTAT6 进入细胞核后,可直接促进 AAM 标志基因的表达,如 Arg-1 和抵抗素样分子 α(RELM),还可以通过与其他相关基因转录因子的启动子区域结合,其中包括过氧化物酶体增殖物激活受体 γ(PPARγ)、Krüppel 样因子 4(KLF4)和干扰素调节因子 4(Irf4),而 Arg-1 的高表达依赖于 STAT6-KLF4 异二聚体与 Arg-1 启动子区域的结合,STAT6 可以直接或者间接地增强 AAM 细胞的极化。旋毛虫 ES 中的重要成分 53 kDa 蛋白(TsP53)对小鼠结肠炎有保护作用,而且 TsP53 可以介导巨噬细胞高表达 MR、Arg-1、Ym1 等 AAM 标志性因子,并诱导腹腔巨噬细胞向 AAM 极性分化,从而显示出抗炎功能,TsP53 对 AAM 的影响并不依赖于 IL-4Rα,但 STAT6 在这一过程中依旧是不可或缺的关键因子。由此可知,JAK/STAT 信号转导在巨噬细胞极化中发挥重要作用。

1.4.4 寄生虫感染与宿主其他重要免疫细胞

1.4.4.1 寄生虫感染与宿主上皮/固有淋巴细胞

上皮细胞是寄生虫幼虫遇到的第一个屏障层,这些细胞通过模式识别受体(如 TLR、NLRs 等)、IL-25、IL-33、胸腺间质淋巴细胞生成素(TSLP)与寄生虫相互作用并在寄生虫感染早期发挥重要作用。此外,肠道中的肠上皮细胞与肠道菌群经常接触,因此可在胃肠道中进行免疫监测。

固有淋巴细胞是一个新的造血效应器家族,在感染性微生物的先天免疫反应和保护组织基质细胞稳定中起重要作用。尽管它们在皮肤、肠上皮下部分、气道等部位大量存在,但它们是否通过分泌 IL-10 发挥调节作用仍然是一个未解的问题。

1.4.4.2 寄生虫感染与宿主树突状细胞

树突状细胞是一种抗原呈递细胞,在向 T 细胞递呈抗原以启动免疫应答中起着重要作用。树突状细胞在 T 细胞亚群分化中的作用可以从蠕虫感染中看出,蠕虫感染后的树突状细胞明显促进 Th2 型免疫反应和调节性免疫反应。蠕虫可以显著地改变树突状细胞的功能和成熟度,并且削弱了它们对模式识别受体刺激的反应能力,但关于蠕虫及其分泌、排泄产物是通过何种方式改变树突状细胞功能仍有待进一步研究。此外,无论是何种机制,这些由蠕虫感染激活的树突状细胞不能对其他感染性刺激(例如结核分枝杆菌或恶性疟原虫)做出适当的反应。

1.4.4.3 寄生虫和宿主嗜酸性粒细胞

血液和组织嗜酸性粒细胞增多是蠕虫感染的重要特征,并且主要是由 IL-5 介导的。嗜酸性粒细胞在蠕虫感染早期就开始向感染部位聚集,并持续到感染后 2~3 周。虽然嗜酸性粒细胞作为杀伤蠕虫寄生虫的重要作用因子已经引起了人们的广泛关注,但越来越多的证据也表明嗜酸性粒细胞在组织重构、维持代谢稳态中发挥重要作用,同时还可以通过释放前形成的细胞因子起到抗炎作用。

1.4.4.4 寄生虫和宿主嗜碱性粒细胞/肥大细胞

嗜碱性粒细胞是蠕虫感染免疫应答的重要组成部分。嗜碱性粒细胞由于其作为"先天"IL-4 的初始来源在 Th2 细胞分化中的潜在作用而备受人们关注,该细胞能够在蠕虫感染小鼠模型中驱动 Th2 反应,同时也能诱导巨噬细胞分化。肥大细胞在许多蠕虫寄生感染过程中发挥重要作用,大部分炎症反应的发生必须有肥大细胞的参与;但是针对在宿主组织中寄生的蠕虫,肥大细胞可能无法发挥调节作用。

1.4.4.5 寄生虫和宿主 B 细胞

蠕虫可通过 T 细胞依赖性诱导抗体的生成与 B 细胞结合,并且在细胞水平上诱导 B 细胞活化并产生细胞因子,IL-10 是其中最显著的细胞因子。有学者在血吸虫感染的小鼠模型和人体中研究了 B 细胞在蠕虫感染中的免疫调节作用,研究表明:小鼠在感染血吸虫后,B 细胞缺乏导致 CD4 介导的病理反应显著增加,此外可以分泌 IL-10 的 Bregs 在预防病理反应中发挥重要作用;在感染血吸虫的人中,这种 Bregs 显著增殖,并且可以通过产生 IL-10 来下调寄生虫抗原驱动的 T 细胞效应细胞因子反应。

1.4.5 寄生虫与免疫逃避

为抵抗寄生虫入侵,宿主有一系列的防御措施。寄生虫为了在宿主体内长期寄生,于是在长期进化过程中也发展出了一种特殊的与宿主相互作用机制,从而逃脱宿主的免疫防御。这种特殊机制也称为免疫逃避。

1.4.5.1 免疫隔离

某些寄生虫可以直接侵入到宿主的免疫隔离部位,借助宿主的生理屏障(如血胎屏障、血脑屏障)来隔离宿主免疫防御反应,如猪带绦虫、盘尾丝虫等。

包被是蠕虫寄生虫用来避免免疫介导攻击的一种方式。棘球绦虫和猪带绦虫进入宿主后可以直接形成包囊并将虫体包裹在内,逃避宿主免疫识别,导致宿主免疫系统无法启动。盘尾丝虫感染宿主后,成虫生活在一个结节内,而结节被宿主细胞外基质中的淋巴管内皮样细胞包裹。旋毛虫肌幼虫入侵宿主肌肉后,可以直接转化感染的肌细胞,在宿主体内形成一种新的组织结构——保姆细胞,保姆细胞的所有成分均来源于宿主,保姆细胞可以有效地保护旋毛虫肌幼虫,使其可以长期寄生于宿主肌肉中,直至被下个宿主吞食并开启新一轮感染。

1.4.5.2 分子模拟

寄生虫基因编码的分泌(或表面暴露)蛋白质、糖蛋白、聚糖和脂蛋白在诱导宿主免疫调节中具有重要作用,而蠕虫抗原中有一系列与宿主来源的聚糖和脂类结构相似的含聚糖和脂质的蛋白质,类似宿主来源的聚糖可以直接与哺乳动物的 C 型凝集素受体、半乳糖凝集素和甘露糖受体等相互作用,引起某些先天性和适应性免疫反应。蠕虫类脂也有相似功能,如血吸虫赖氨酸磷脂酰丝氨酸可以调节树突状细胞从而诱导 Tregs 分泌 IL-10,在宿主免疫调节中发挥重要作用。

寄生虫也可以模拟宿主细胞因子,通过拮抗机制来改变宿主免疫反应。首个被发现的蠕虫编码的细胞因子是 TGF-β 的同源物,许多蠕虫基因组可以编码 TGF-β 受体超家族成员。所有的丝虫都可以产生巨噬细胞移动抑制因子(MIF)和 SOCS-1 的同源物,这些分子都是典型的抗炎分子。鼠鞭虫可以分泌 IFN-γ 同源物,体外实验表明这种 IFN-γ 同源物可以和宿主 IFN-γ 受体 IFN-γR 结合,并调节宿主免疫反应。

寄生虫还具有利用趋化因子或趋化因子受体样蛋白调节宿主免疫的能力。随着越来越多的寄生虫基因组被破译,越来越多的趋化因子和趋化因子受体模拟物被发现,如:蛔虫可以表达具有趋化因子结合特性的中性粒细胞趋化剂;曼氏血吸虫可以表达趋化因子受体样蛋白,结合宿主 CXCL8 和 CCL3,产生抗炎作用。

1.4.5.3　免疫抑制

寄生虫可以特异性地抑制宿主免疫系统,研究表明,免疫抑制适用于几乎所有重要哺乳动物寄生虫,被寄生的动物更容易受到其他感染(如细菌、病毒感染)。寄生虫感染可以降低淋巴细胞的增殖能力或巨噬细胞的吞噬能力,诱导宿主白细胞凋亡,消耗宿主先天性体液因子,从而导致宿主免疫抑制。

蠕虫可以通过抑制免疫淋巴细胞直接逃避宿主免疫反应。肝片吸虫可以通过刺激宿主树突状细胞的甘露醇受体来降低 CD4+T 细胞的杀伤效应,还可以抑制树突状细胞诱导的 Th2 型免疫反应。感染日本血吸虫后也可以通过 TLR2 依赖的方式引导程序性死亡配体 2(PD-L2)在树突状细胞上的表达,而 PD-L2 主要通过 CD4+T 细胞与程序性死亡配体 1(PD-L1)结合,抑制宿主 T 细胞反应。蠕虫分泌的蛋白酶可以直接杀伤宿主免疫因子或免疫细胞从而抑制宿主免疫反应,如:巴西尼泊松毛虫分泌的血小板活化因子水解酶(PAF-AH)可以灭活宿主血小板活化因子(PAF),钩虫金属蛋白酶可以降解人嗜酸性粒细胞趋化因子(Eotaxin-1),蠕虫表达分泌的谷胱甘肽过氧化物酶、谷胱甘肽-S-转移酶和超氧化物歧化酶可能直接抑制宿主介导的氧化杀伤机制,大多数蠕虫 SPI 都可以通过抑制宿主免疫相关蛋白酶(如中性粒细胞丝氨酸蛋白酶、组织蛋白酶 G、弹性蛋白酶等)直接抑制宿主免疫反应。

1.4.5.4 免疫调节

为了更好地在宿主体内寄生,寄生虫一方面要降低宿主免疫防御反应,另一方面也需要调节宿主免疫反应,以避免宿主因过度损伤而致死。有许多学者对寄生虫的免疫调节进行了研究。

大多数蠕虫可以通过介导 Th2 型免疫反应下调促炎性细胞因子,此外寄生虫某些成分可以直接参与调节宿主免疫相关因子(如细胞因子)。参与免疫调节的寄生虫成分有蛋白质、脂类、核酸和碳水化合物。曼氏血吸虫脂类可以刺激宿主树突状细胞成熟,并诱导 Tregs 产生 IL-10,促进 Th2 型免疫反应。大多数寄生虫体内均具有重复单位的多糖,这些多糖会干扰固有免疫系统的细胞,尤其是那些含糖和补体受体的细胞,因此吞噬细胞和抗原提呈细胞是寄生虫免疫调节分子的目标。寄生虫糖类免疫调节功能的一个主要机制是通过非特异性配体进入细胞对细胞因子的转录进行调控,其次是特异性高糖组分的调节机制。寄生虫免疫调节最重要的成分是蛋白质,很多寄生虫蛋白质可以通过阻断效应器功能(包括炎症细胞的募集和激活)或者抑制细胞外环境中有杀伤性的粒细胞或巨噬细胞的活化来调节其作用,如蠕虫诱导产生的前列腺素和其他花生四烯酸蛋白质家族成员可调节多种免疫细胞功能。很多蠕虫(如马来丝虫、日本血吸虫、鼠鞭虫、旋毛虫)的某些特异性抗原成分均可以抑制宿主促炎性细胞因子,同时促进抗炎性细胞因子的分泌。此外蠕虫分泌的半胱氨酸蛋白酶抑制剂和丝氨酸蛋白酶抑制剂都具有较好的免疫调节作用。

1.4.5.5 其他免疫逃避策略

寄生虫生命的多样性超过了非寄生虫生命的多样性。这种寄生生活方式是基于各种独特而复杂的免疫逃避机制以确保寄生虫在宿主中的繁殖、生存和定殖,其他免疫逃避策略如下。

(1)宿主隔离

宿主细胞免疫反应在休眠期分离并封装寄生虫而不杀死它们。

(2)胞内伪装

典型的胞内寄生虫可以通过不同的摄取机制进入哺乳动物宿主细胞并躲避宿主免疫攻击,还可以直接摄取细胞内营养,某些原虫甚至可以直接入侵宿主细胞核。

(3)寄生虫迁移以适应环境策略

寄生虫可以迁移到免疫反应尚未达到或不足以杀死它们的宿主中,或者适应性地选择在宿主免疫系统下调的季节或年龄寄生宿主。

(4)抗免疫机制

某些寄生虫可以抵抗固有的体液因子,中和宿主抗体或清除巨噬细胞内的活性氧;某些蠕虫丝氨酸蛋白酶可以直接裂解宿主 IgE。

(5)快速发育

某些寄生虫繁殖迅速,且其繁殖速度超过了宿主的防御能力。

(6)抗原改变

寄生虫(尤其是蠕虫)的生命周期复杂,大多经历了几个阶段或阶段性转变,且生命周期内会更改宿主,至少涉及一个中间宿主和一个终末宿主,在这些阶段中,它们的栖息地、营养方式、繁殖和抗原特征都可能发生变化,这种变化本身就是极佳的免疫逃避策略。

了解寄生虫所采取的免疫逃避策略将有助于我们了解宿主-寄生虫的相互作用,从而有助于发现新的免疫治疗剂或靶向疫苗,并进一步筛选宿主耐药菌株。

1.4.6　旋毛虫与自身免疫性疾病

寄生虫在长期寄生生活中发展出了一种特殊的与宿主相互作用机制,从而逃脱宿主的免疫防御,而且分泌免疫逃避分子无疑是这类免疫逃避策略中重要的手段之一。因此,寄生虫在人类健康中起着双重作用:一方面,寄生虫通过造成营养不良、机械损伤和毒性影响威胁人类健康;另一方面,寄生虫可诱导有效的免疫调节作用,并可作为多种炎症性疾病的潜在治疗药物,如哮喘、鼻炎、炎症性肠病(IBD)、1 型糖尿病(T1D)和其他几种免疫失调疾病。这些过敏性和自身免疫性疾病表现为对无害抗原的过度免疫反应,例如来自无害环境的生物或我们自己身体的抗原。

有学者统计了世界各国人们的健康状况,结果表明,大多数低收入热带国家的人的寄生虫感染与更富裕发达国家的人的过敏和自身免疫疾病等现代性疾病间存在关系。在后者中,这些综合征变得越来越普遍,在许多欧洲国家,哮喘的发病率超过 10%,自身免疫性疾病(如 1 型糖尿病和炎症性肠病)的发病率继续飙升。

有学者提出了"卫生假说",即如果在儿童期遇到的特定传染病越少,则日后出现过敏性、自身免疫性疾病的概率越大,这种特定传染病主要是指寄生虫(特别是蠕虫)。随着研究的深入,虽然卫生假说无法解释所有与过敏性疾病有关的现象,有一些研究人员甚至对此假说提出反驳;但多数学者还是认为此假说有一定的正确性及参考价值,并确定寄生虫疾病的减少可能和某些免疫疾病的流行有关,其原因可能在于:为促进自身的生存,寄生虫的免疫逃避机制可以有效地抑制或调节宿主的免疫系统,同时也会防止产生过度免疫病理学的不良反应,因此,在没有寄生虫的环境中,寄生虫感染的调节作用可能会丧失,免疫系统更容易出现紊乱并引发相应疾病,研究人员也将这种现象称为"缺席流行病"。

由寄生虫引起的宿主炎性免疫反应的减弱和调节性免疫活性的增强在某些疾病的治疗中发挥重要作用,感染蠕虫的儿童注射微生物疫苗后出现不良反应的可能性较低,蠕虫的存在有利于移植到患者体内的外来组织的存活。与未感染蠕虫的受试者相比,感染蠕虫的患者接种卡介苗和疟疾抗原后,产生的 T 细胞反应较弱,而这种情况可以通过耗尽 Treg 得到改善。这些研究结果都说明了寄生虫(特别是蠕虫)可以对宿主整个免疫系统功能产生重要和系统性的影响。

研究表明,人类已经在 Th1/Th17 和 Th2 反应之间建立了免疫平衡,其中 Th1/Th17 反应与细菌感染和自身免疫有关,Th2 反应与寄生虫感染和过敏有关。寄生虫感染刺激强烈的 Th2 反应,同时抑制 Th1 反应,从而抑制自身免疫,其特征与过敏原脱敏后在过敏患者中观察到的"修饰 Th2"相似。基于这一研究结果可知,寄生虫似乎可以阻碍过敏性、自身免疫疾病。

事实上,寄生虫感染不能诱导过敏相关 IgE 的形成,但可以诱导多克隆 IgE 的生成,而多克隆 IgE 不能诱导过敏性疾病。受蠕虫感染的儿童表达了更高水平的细胞因子 IL-10,而 IL-10 是过敏和寄生虫免疫调节的主要参与者。寄生虫还可以通过分泌抗炎性成分来调节免疫反应,从而诱导免疫耐受。此外,寄生虫还可以诱导产生 Tregs、Bregs 和 AAM,同时阻碍树突状细胞向耐受表型发展,下调Ⅱ型固有淋巴细胞(ILC2),并进一步调节肠道微生物群。在寄生虫对 Tregs 的调节作用中,这类 T 细胞亚型在维持机体正常免疫系统稳态中发挥重要作用,并可以有效防止机体免疫系统对自身免疫和其他来自共生微生物的无害抗原产生有害反应。

有学者曾多次尝试使用寄生虫(尤其是蠕虫)来治疗过敏和自身免疫类疾病,同时在实验模型和临床研究中对不同种类的蠕虫和给药方法进行了评价和优化。研究表明,在实验性自身免疫性脑脊髓炎(EAE)的小鼠模型中直接注射血吸虫虫卵可缓解疾病症状并防止疾病复发。

有学者研究了 12 名多发性硬化症(MS)患者,这些患者均偶然获得了各种胃肠道蠕虫感染。与研究开始时具有相似严重程度评分的未感染胃肠道蠕虫的 MS 患者相比,这些感染胃肠道蠕虫的患者的 MS 症状有所缓解,且这 12 名患者均表现出炎性细胞因子表达水平降低,抗炎性细胞因子 IL-10 和 TGF-β 的表达增强,Bregs 增多。在对相同病例的随访中,这种 MS 症状缓解现象一直持续了 6 年,同时有 4 名患者为了缓解胃肠道症状而接受驱虫治疗,这 4 名患者的 MS 恢复,并且体内 IL-10 和 TGF-β 的表达水平下降。

据报道,一名感染了鞭虫的溃疡性结肠炎(IBD 的一种主要形式)患者的肠炎症状有所缓解,由活检标本结果可知,炎性 Th17 亚群数量减少,而表达 IL-4 的 Th2 细胞和分泌 IL-22 的特化 Th22 亚群数量增加。在实验性小鼠结肠炎模型中,感染旋毛虫可以有效地缓解结肠炎的临床症状。

在实际临床中,直接使用寄生虫治疗疾病不太可能被患者接受,除了心理因素外,直接使用寄生虫可能导致其患寄生虫病。考虑到寄生虫衍生抗原可能具有与寄生虫本身类似的功能,更多研究人员试图使用寄生虫衍生抗原而不是寄生虫本身来获得更加理想的治疗或控制"缺席流行病"的效果。随着研究的深入,越来越多研究人员发现表面抗原和分泌抗原等寄生蛋白可以抑制免疫反应,这类抗原成分有望成为较理想的治疗过敏和自身免疫疾病的物质。

寄生虫衍生的免疫调节分子可以通过很多不同的机制抑制或调节宿主免疫反应进而创建耐受环境,这不仅确保寄生虫自身生存,还可以通过减少免疫反应和抑制特异性疾病的发展来保护宿主免受过度炎症的损伤。它们可以通过调节先天免疫系统和适应性免疫系统的重要免疫细胞和相应细胞因子的表达发挥其免疫调节功能。寄生虫衍生的免疫调节分子可在包括树突状细胞、B细胞、T细胞和巨噬细胞在内的免疫细胞中引发调节或耐受表型。蠕虫蛋白可以通过调节巨噬细胞向 AAM 表型分化,同时调节树突状细胞信号通路影响树突状细胞向耐受表型的分化;这些免疫细胞表型可以将 Th1/Th17 反应转变为 Th2 反应,说明它们对于预防自身免疫疾病至关重要。除了直接调节免疫系统外,寄生虫衍生的蛋白质还可以通过调节肠道微生物区系的细菌组成来间接调节免疫系统。

研究表明,旋毛虫的很多抗原成分单独作用对部分自身免疫疾病有着积极的治疗作用。旋毛虫 L1 幼虫产生的 ES 可以有效改善小鼠实验性结肠炎的症状并降低死亡率,在这一过程中,小鼠 Th2 型免疫反应和 Treg 反应增强,且 Th1 型免疫反应降低。研究人员进行了进一步的研究,结果表明,旋毛虫 ES 可以降低小鼠髓过氧化物酶(MPO)的活性以及炎性细胞因子 IL-1β 和 iNOS 的表达,而 IL-1β 和 iNOS 在炎症中起重要作用,两者表达量下调说明免疫反应降低,并且在这一过程中 $EAE^+CD25^-Foxp3^+$ 调节 T 细胞可能起重要作用。TsSPI 可以对小鼠结肠炎有一定程度的预防及治疗作用,研究表明,重组 SPI 可以通过调控 T 淋巴细胞、B 淋巴细胞分化、巨噬细胞极化而对机体内过度的免疫应答产生抑制作用,从而有效地缓解肠道炎症。但关于寄生虫抗原成分应用于治疗相关疾病的研究仍缺乏权威报道。

随着过敏和自身免疫疾病的发病率和危害性不断提高,预防和治疗这些疾病的新型药物亟待研发。寄生虫长期寄生于人体,可以通过调节人体免疫反应使寄生虫与宿主和平共处。有研究人员认为寄生虫衍生免疫调节分子的给药比其他免疫调节药物对人类更有效、更安全。然而,关于寄生虫衍生免疫调节分子的研究鲜有报道,这些关键蛋白与机体免疫系统互相作用的机制还需要进一步探索,关于这些分子在人体中的应用仍需进一步研究。从寄生虫到药物,还有很长的路要走。

1.5　研究思路

旋毛虫是一种食源性寄生虫,与其他线虫不同,旋毛虫的 3 个不同发育阶段均发生在一个宿主体内。在旋毛虫寄生期间,宿主需要尽可能地排出病原生物,而寄生虫需要在宿主体内成功繁殖和生存,因此在长期进化过程中逐渐演化出一种复杂的宿主-寄生虫相互作用关系。旋毛虫如何逃避宿主的攻击,又是通过什么方式调节这种相互作用方式? TsSPI 在这一过程中可能发挥重要作用。

SPI 是一个结构保守的蛋白质超家族,可以有效地抑制丝氨酸蛋白酶活性,并在许多重要生理过程中发挥重要作用。前人研究表明,TsSPI 是旋毛虫的主要调节抗原,不仅可以调节虫体自身生理活动,还可以参与调节宿主生理活动,干扰宿主免疫防御,有助于寄生虫的寄生生活。由此笔者推测 TsSPI 可能在旋毛虫对宿主的免疫调节中发挥重要作用,而具体作用机制需要进一步研究。

笔者通过 RNAi 初步研究了 TsSPI 在旋毛虫入侵中的功能,设计合成特异性 siRNA 并体外合成 dsRNA,然后通过阳性脂质体辅助浸泡的方法将其导入旋毛虫体内,分别通过 qPCR 和 western blot 检测 TsSPI 基因转录水平和 TsSPI 蛋白表达水平变化以验证 RNAi 的干扰效率,同时验证 RNAi 的剂量效应、时间效应和干扰的特异性。笔者在体外培养经 RNAi 处理的旋毛虫肌幼虫,观察肌幼虫存活情况和入侵肠上皮细胞的能力。笔者用 TsSPI 基因沉默的旋毛虫感染小鼠,检测感染后小鼠肠道成虫荷、肌肉中 P1 代肌幼虫数量以及成虫生殖情况,并验证 TsSPI 基因沉默对旋毛虫入侵的影响,同时用 qPCR 检测成虫和 P1 代肌幼虫中 dsRNA 干扰的遗传性。笔者通过 ELISA 检测小鼠腹腔巨噬细胞培养上清中促炎性细胞因子(TNF-α、IL-6、IL-1β、IL-12)和抗炎性细胞因子(TGF-β、IL-10)含量,用 western blot 检测 NF-κB 磷酸化情况,用 qPCR 检测巨噬细胞效应因子表达量。为排除体内环境复杂的干扰,笔者利用本实验室已经成功构建并表达的 TsSPI 和丝氨酸蛋白酶抑制活性减弱的突变体 muTsSPI 在体外直接刺激巨噬细胞,通过 qPCR 检测巨噬细胞中重要细胞因子及效应因子表达量,用 western blot 检测 NF-κB 信号通路及 JAK2/STAT3 信号通路中关键因子的蛋白水平,探讨了 TsSPI 是否直接在宿主免疫调节中发挥作用,从而从各个角度深入地分析 TsSPI 在旋毛虫免疫调节中的功能和作用机制,为进一步研究宿主-寄生虫相互作用机制提供理论依据。

第 2 章　材料与方法

2.1　材料

2.1.1　虫株与实验动物

2.1.1.1　虫株

旋毛虫 T1 株(ISS3)由东北农业大学动物医学学院寄生虫教研室用健康的昆明小鼠持续传代保存,其宿主为黑龙江省逊克猪。

2.1.1.2　实验动物

昆明小鼠(雄性,15 ~ 20 g),年龄为 6 ~ 8 周,来自哈尔滨医科大学动物中心。

2.1.2　主要细胞株

主要细胞株为小鼠 Caco-2 细胞(液氮冻存)。

2.1.3　主要试剂

(1)siRNA、荧光标记的 siRNA。

(2)exTaq、Trizol、核酸 marker、限制性内切酶、5×Protein loading buffer。

(3)去基因组反转录试剂盒、SYBR qPCR Master Mix、T7 体外转录试剂盒。

(4)琼脂糖。

(5)胶回收试剂盒、小提质粒试剂盒、qPCR 八联排管(平盖)。

(6)考马斯亮蓝 R250、1.0 mol/L Tris-IICl(pH=6.8)、1.5 mol/L Tris-HCL(pH=8.8)、30%丙烯酰胺。

(7)胆汁取自新鲜试验用羊。

(8)蛋白质预染 marker。

(9) IPTG、TEMED、LPS。

(10) 鼠源旋毛虫 TsSPI 一抗。

(11) 鼠源一抗 β-actin、GAPDH。

(12) 兔源一抗 NF-κB P65 和 NF-κB pP65。

(13) 细胞蛋白裂解液 RIPA、辣根过氧化物酶标记羊抗兔二抗、辣根过氧化物酶标记羊抗鼠二抗。

(14) ECL 荧光显色液。

(15) 高糖 DMEM 培养基、1640 培养液。

(16) 胎牛血清。

(17) 低熔点琼脂糖。

(18) 小鼠 TNF-α、IL-1β、IL-6、IL-10、IL-12 和 TGF-β ELISA 试剂盒。

(19) 氯化钠、氯化钾、过硫酸铵、磷酸氢二钠、磷酸二氢钾、冰醋酸、甲醛、异丙醇、甲醇、无水乙醇等均为国产分析纯。

2.1.4 主要试剂的配制

2.1.4.1 LB 培养基

称取 10 g 胰蛋白胨、10 g NaCl 和 5 g 酵母提取物溶解于 800 mL 去离子水中,定容至 1 L,高压灭菌后,于 4 ℃保存。

2.1.4.2 固态 LB 培养基

称取 10 g 胰蛋白胨、10 g NaCl、5 g 酵母提取物、15 g 琼脂溶解于 800 mL 去离子水中,定容至 1 L,高压灭菌后,于 4 ℃保存。

2.1.4.3 Kan+工作液(50 mg/mL)

称取 2.5 g 卡那霉素粉末溶解于 40 mL 去离子水,再用去离子水定容至 50 mL,经 0.22 μm 滤器过滤,用 1.5 mL EP 管分装,于 -20 ℃保存。

2.1.4.4 Amp+工作液(100 mg/mL)

称取 5 g 氨苄霉素粉末溶解于 40 mL 去离子水,再用去离子水定容至

50 mL,经 0.22 μm 滤器过滤,用 1.5 mL EP 管分装,于-20 ℃保存。

2.1.4.5　PBS 磷酸盐缓冲液

称取 0.2 g 氯化钾、8 g 氯化钠、1.42 g 磷酸氢二钠和 0.27 g 磷酸二氢钾溶解于 800 mL 去离子水中,定容至 1 L,经 0.22 μm 滤器过滤,于 4 ℃保存。

2.1.4.6　1.0 mmol/L IPTG

称取 1.2 g IPTG 溶解于 40 mL 去离子水中,定容至 50 mL 后,用 0.22 μm 滤器除菌,小份分装,于-20 ℃保存。

2.1.4.7　10% SDS

称取高浓度的 SDS 10 g 溶解于 80 mL 去离子水中,68 ℃助溶,定容至 100 mL,室温保存。

2.1.4.8　10%过硫酸铵

称取 1 g 过硫酸铵溶解于 10 mL 去离子水中,每 2 mL 分装于 EP 管中,于 4 ℃保存。

2.1.4.9　5×蛋白质电泳缓冲液

称取 15.1 g Tris、5 g SDS 和 94 g 甘氨酸,用 800 mL 去离子水溶解,定容至 1 L,室温保存。

2.1.4.10　DEPC 水

量取 100 μL DEPC 加入到 1000 mL 去离子水中,充分混匀后静置过夜,高压灭菌后于 4 ℃保存。

2.1.4.11　考马斯亮蓝染色液

称量 1 g 考马斯亮蓝 R250 溶解于 250 mL 异丙醇中,加入 100 mL 冰醋酸,混合均匀,加水定容至 1 L,滤纸过滤,室温保存。

2.1.4.12　考马斯脱色液

量取 25 mL 乙醇、50 mL 冰醋酸、425 mL 去离子水,充分混匀,室温保存。

2.1.4.13　膜转移缓冲液

称取 94 g 甘氨酸、151 g Tris 和 5 g SDS 溶解于 600 mL 去离子水中,混匀后定容至 800 mL,待使用前按比例混入 20%甲醇。

2.1.4.14　PBST Buffer

将 0.5 mL Tween 20 混于 800 mL PBS 中,定容至 1 L,于 4 ℃保存。

2.1.4.15　5%脱脂乳封闭缓冲液

称取 5 g 脱脂乳充分溶解于 100 mL PBST 缓冲液中,于 4 ℃保存备用。

2.1.4.16　5% BSA 封闭缓冲液

称取 5 g BSA 充分溶解于 100 mL PBST 缓冲液中,于 4 ℃保存备用。

2.1.5　主要仪器设备

(1)超净台(Forma Scientific 型)。

(2)PCR 仪。

(3)核酸电泳仪(DYC Ⅲ型)。

(4)离心机(TGL-16G 型)。

(5)4 ℃高速离心机(2-6K 型)。

(6)恒温摇床(HWY-100B 型)。

(7)恒温培养箱(DHP-9082 型)。

(8)自动酶标检测仪。

(9)ChampGelTM3000 凝胶成像系统。

(10)生物显微镜。

(11)荧光定量 PCR 仪。

(12)紫外分光光度计(岛津 UV-120-02 型)。

(13)电热恒温水槽(DK-80 型)。

(14)恒温金属浴(CHB-100 型)。

(15)电热烘干箱(DHG.9070A 型)。

(16)振荡器(vortex-5 型)。

(17)掌式离心机(LX-300 型)。

(18)蛋白质垂直电泳仪。

(19)半干转印仪(JY-ZY4 型)。

2.1.6　主要应用软件

Primer 5.0 和 Oligo 7.0 用于引物的设计和评价,DNAMAN 用于比对各基因序列和图形绘制,ImageJ 用于条带分析,BioEdit、Clustalx 用于多序列比对,MEGA、Treeview 用于制作和美化进化树。ABI 7500 2.0 用于荧光定量分析,Excel 用于数据统计,Photoshop 用于图片调整,GraphPad prism 5 用于图表绘制和数据统计。

2.2　方法

2.2.1　TsSPI 生物信息学分析

2.2.1.1　序列检索

笔者在查阅有关文献的基础上,从 NCBI 数据库中获得了旋毛虫 *TsSPI* 基因序列,还找到了其他 *TsSPI* 的相关信息。重要序列见附录 2。

2.2.1.2　基本理化性质分析

利用 ProtParam tool 对蛋白质理论分子质量、等电点、氨基酸的组成情况等进行分析。利用 ProtScale 对蛋白质的亲疏水性进行分析。

2.2.1.3 蛋白质信号肽和跨膜区预测

利用 SignalP 对蛋白质信号肽位置进行预测。利用 TMpred 软件对蛋白质跨膜区进行预测和分析。

2.2.1.4 重要结构域预测

采用 Motif Scan 预测蛋白的磷酸化修饰位点、糖基化修饰位点和基序。采用 SMART 预测蛋白质的结构域。

2.2.1.5 系统进化分析

采用 BioEdit 和 ClustalX2 多次重复比对 *TsSPI* 序列,然后采用邻接法将比对结果输入 MEGA11 软件,构建进化树,通过自引导获得系统树分支的置信度(重复次数为 1000 次)。

2.2.2 *TsSPI* 基因 siRNA 设计与合成

根据 TsSPI mRNA 序列(GenBank accessing EU263307.1),用 siRNA 在线设计软件 siDirect version 2.0 设计 3 个 siRNA,根据 siRNA 靶向 mRNA 的位点,分别命名为 siRNA-153、siRNA-479、siRNA-986(表 2-1)。

表 2-1　以 TsSPI 为靶基因的 siRNA 序列

siRNA	序列	
	正向引物(5'-3')	反向引物(5'-3')
siRNA-153	GCUGAAUGUGAUGUUCAAATT	UUUGAACAUCACAUUCAGCTT
siRNA-479	CCGUCAACGCAAUUUAUUUTT	AAAUAAAUUGCGUUGACGGTT
siRNA-986	CCGAUCGCAUAGUACCCAUTT	AUGGGUACUAUGCGAUCGGTT
control siRNA	UUCUCCGAACGUGUCACGUTT	ACGUGACACGUUCGGAGAATT

2.2.3　*TsSPI* 基因 dsRNA 设计与合成

2.2.3.1　dsRNA 靶序列选择

根据旋毛虫 TsSPI mRNA 序列,选择其中特异性好的 247~8121 bp 作为 dsRNA-TsSPI 靶序列,靶序列全长 566 bp,序列为: GGTCGTTCGTTTCATCGCT CACCATCGATGAATACT ATGATGCTTCTTTGAAATTGGCCAATCGATTGTATGC TAATGATCAATATCCAATATTGCATCCATTTCTTAAAGATGTGAAAAGATATCT ATCAAGTGATTTGGTTAGTGTAAATTTTGCCGACACTGAAGCAGCACGTTTGCA GATTAATAAGTGGGTGAGCGATCAGACGAATCATAAAATCAACGATTTGCTTC AATCTGGAACAGTTGAGGCAAATACTCGCCTTATCGCCGTCAACGCAATTTATT TCAAAGCCTCTTGGGATGAGGTTTTCGACGAAGCACATACAAAGCGGAAAAAA TTTTATCCAACACCGCACAGTTCAATTAAAATACCAATGATGACACAGACAAAT GGATATTCGTATTATGAAACTGAAGATTATCAATTTCTTGGAATGGATTATTAT CCAGAATATCTTAAAATGTTCATTTTATTACCAAAGTCAGGAAAAACACTTTCT GAATTACAACAAAGTTTAATGGAGAAACTCTGTTAAATTTGGTATCCAAAGTT AGCGGTGCT。

根据 eGFP 序列,选择其中特异性好的 720 bp 作为对照 dsRNA 靶序列,序列为: ATGGTGAGCAAGGGCGAGGAGCTGTTCACCGGGGTGGTGCCCATCCTGGT CGAGCTGGACGGCGACGTAAACGGCCACAAGTTCAGCGTGCGCGGCGAGGGC GAGGGCGATGCCACCAACGGCAAGCTGACCCTGAAGTTCATCTGCACCACCGG CAAGCTGCCCGTGCCCTGGCCCACCCTCGTGACCACCCTGACCTACGGCGTGCA GTGCTTCAGCCGCTACCCCGACCACATGAAGCAGCACGACTTCTTCAAGTCCGC CATGCCCGAAGGCTACGTCCAGGAGCGCACCATCTCCTTCAAGGACGACGGCA CCTACAAGACCCGCGCCGAGGTGAAGTTCGAGGGCCACACCCTGGTGAACCGC ATCGAGCTGAAGGGCATCGACTTCAAGGAGGACGGCAACATCCTGGGGCACAA GCTGGAGTACAACTTCAACAGCCACAACGTCTATATCACGGCCGACAAGCAGA AGAACGGCATCAAGGCGAACTTCAAGATCCGCCACAACGTCGAGGACGGCAG

CGTGCAGCTCGCCGACCACTACCAGCAGAACACCCCCATCGGCGACGGCCCCG
TGCTGCTGCCCGACAACCACTACCTGAGCACCCAGTCCAAGCTGAGCAAAGAC
CCCAACGAGAAGCGCGATCACATGGTCCTGCTGGAGTTCGTGACCGCCGCCGG
GATCACTCTCGGCATGGACGAGCTGTACAAGTAA。

2.2.3.2 含 T7 启动子的 PCR 引物设计及合成

笔者运用引物设计软件 Primer Premier 5.0,根据 TsSPI dsRNA-566 靶序列和 eGFP dsRNA 靶序列各设计一对 PCR 引物,分别在上下游引物的 5' 端加上 T7 启动子序列,进而合成旋毛虫 TsSPI dsRNA 体外转录模板。基于 *TsSPI* 靶序列设计的含 T7 启动子的 PCR 引物见表 2-2。

表 2-2　基于 *TsSPI* 靶序列设计的含 T7 启动子的 PCR 引物

引物名称	序列(5'-3')
TsSPI dsRNA-566 F	GGTCGTTCGTTTCATCGC
TsSPI dsRNA-566 R	AGCACCGCTAACTTTGGA
TsSPI dsRNA-566 T7 F	TAATACGACTCACTATAGGG GGTCGTTCGTTTCATCGC
TsSPI dsRNA-566 T7 R	TAATACGACTCACTATAGGG AGCACCGCTAACTTTGGA
dsGFP F	TCCTGGTCGAGCTGGACGG
dsGFP R	TAATACGACTCACTATAGGGTCCTGGTCGAGCTGGACGG
dsGFP T7 F	CGCTTCTCGTTGGGGTCTTTG
dsGFP T7 R	TAATACGACTCACTATAGGGCGCTTCTCGTTGGGGTCTTTG

注:带有下划线的序列为 T7 启动子序列。

2.2.3.3 PCR 模板质粒提取

复苏冻存质粒 PET28a-TsSPI 和 PMD18t-eGFP,取 0.1 mL 冻存菌液加入含 1%卡那工作液的 LB 培养基中,摇菌过夜。利用 Axygen 小提质粒试剂盒提取准备好的菌液中的质粒,步骤如下。

(1)第一次使用前将 RNase A 全部加入 Buffer S1 中,4 ℃贮存;Buffer W2 concentrate 中加入指定体积的无水乙醇;检查 Buffer S2 是否出现沉淀,于 37 ℃温浴加热溶解并冷却至室温后再使用。

(2)取 2 mL 在 LB 培养基中培养过夜的菌液,12000×g 离心 1 min,弃尽上清。

(3)加入 250 μL Buffer S1 悬浮细菌沉淀,用旋涡振荡仪剧烈振荡,充分悬浮均匀,不应留有小的菌块。

(4)加入 250 μL Buffer S2,温和上下翻转 4~6 次,使菌体充分裂解,直至形成透亮的溶液。

(5)加入 350 μL Buffer S3,温和并充分地上下翻转混合 6~8 次,使液体充分混合,12000×g 离心 10 min。

(6)吸取 2.2.3.3(5)中的离心上清并转移到制备管[置于 2 mL 离心管(试剂盒内提供)中],12000×g 离心 1 min,弃滤液。

(7)将制备管置回离心管,加 500 μL Buffer W1,12000×g 离心 1 min,弃滤液。

(8)将制备管置回离心管,加 700 μL Buffer W2,12000×g 离心 1 min,弃滤液;以同样的方法再用 700 μL Buffer W2 洗涤一次,弃滤液。

(9)将制备管置回 2 mL 离心管中,12000×g 离心 1 min。

(10)将制备管移入新的 1.5 mL 离心管(试剂盒内提供)中,在制备管膜中央加 60~80 μL Eluent 或去离子水,室温静置 1 min,12000×g 离心 1 min。

2.2.3.4　PCR 扩增 dsRNA 体外转录模板

笔者利用纯化的 PCR 产物作为制备 dsRNA 的体外转录模板,目标 dsRNA-TsSPI 以含目的基因的重组质粒 PET28a-TsSPI 为 PCR 模板,对照 dsRNA-eGFP 以 PMD18t-eGFP 为 PCR 模板,为增加体外转录效率,分别合成上游含有 T7 启动子的模板(用引物 dsTsSPI T7 F 和 dsTsSPI R 进行 PCR 反应,用引物 dsGFP T7 F 和 dsGFP R 进行 PCR 反应)和下游含有 T7 启动子的模板(用引物 dsTsSPI F 和 dsTsSPI T7 R 进行 PCR 反应,用引物 dsGFP F 和 dsGFP T7 R 进行 PCR 反应)。

PCR 反应体系见表 2-3,混匀后置于 PCR 仪中扩增,扩增条件为:95 ℃预变性 5 min;95 ℃变性 30 s,51 ℃(目标模板)/56 ℃(对照模板)退火 30 s、72 ℃延伸 30 s,共 30 个循环;最后 72 ℃延伸 5 min。PCR 反应结束后,利用 1%琼脂糖凝胶电泳鉴定 PCR 产物,鉴定后利用紫外分光光度计检测两种模板浓度。

表 2-3　PCR 反应体系

成分	剂量/μL
去离子水	13.4
10 × PCR Buffer(含 MgCl$_2$)	2.5
dNTP Mixture	1.6
Primer. F(10 μmol/L)	0.5
Primer. R(10 μmol/L)	0.5
DNA 模板质粒	1.0
exTaq DNA Polymerase	0.5

2.2.3.5　dsRNA 体外转录模板的纯化

胶回收时采用 50 μL 体系进行 PCR 反应,其余反应条件与 2.2.3.4 中 PCR 鉴定条件相同,利用 Axygen 凝胶回收试剂盒纯化 dsRNA 体外转录模板,步骤如下。

(1)第一次使用前,Buffer W2 concentrate 中加入指定体积的无水乙醇,将 Eluent 或去离子水加热至 65 ℃,从而提高洗脱效率。

(2)在紫外灯下切下含有目的 DNA 的琼脂糖凝胶,用纸巾吸尽凝胶表面液体并切碎。计算凝胶质量(提前记录 1.5 mL 离心管质量),该质量作为一个凝胶体积(如 100 mg=100 μL)。

(3)加入 3 个凝胶体积的 Buffer DE-A,混合均匀后于 75 ℃加热(低熔点琼脂糖凝胶于 40 ℃加热),间断混合(每 2~3 min),直至凝胶块完全熔化

（6~8 min）。

（4）加 0.5 个 Buffer DE-A 体积的 Buffer DE-B，混合均匀；当分离的 DNA 片段小于 400 bp 时，加入 1 个凝胶体积的异丙醇。

（5）吸取步骤 2.2.3.5（3）中的混合液，转移到 DNA 制备管［置于 2 mL 离心管（试剂盒内提供）中］，12000×g 离心 1 min，弃滤液。

（6）将制备管置回 2 mL 离心管，加 500 μL Buffer W1，12000×g 离心 30 s，弃滤液。

（7）将制备管置回 2 mL 离心管，加 700 μL Buffer W2，12000×g 离心 30 s，弃滤液。以同样的方法再用 700 μL Buffer W2 洗涤一次，12000×g 离心 1 min。

（8）将制备管置回 2 mL 离心管，12000×g 离心 1 min。

（9）将制备管于洁净的 1.5 mL 离心管（试剂盒内提供）中，在制备管膜中央加 20 μL Eluent 或去离子水，室温静置 1 min。12000×g 离心 1 min 洗脱 DNA。

2.2.3.6　体外转录制备 dsRNA

用紫外分光光度计检测两种纯化后的模板浓度，相同比例混合后作为体外转录模板。利用 T7 体外转录试剂盒进行体外转录，步骤如下。

（1）除 T7 RNA Polymerase Mix 外，其他混匀冰上备用。

（2）按表 2-4 混合反应液，37 ℃孵育 2 h 以上。

（3）加入 1 μL DNaseI，37 ℃、15 min 去除未转录的 DNA。

（4）利用 RNA 提取试剂盒对体外转录的 dsRNA 进行纯化。

表 2-4　体外转录体系

成分	剂量
10×Reacting Buffer	2 μL
ATG Solution	2 μL
GTG Solution	2 μL
UTG Solution	2 μL

续表

成分	剂量
CTG Solution	2 μL
DNA 模板	x μL(0.1~1.0 μg)
T7 RNA Polymerase Mix	2 μL
RNase-free H$_2$O	补齐至 20 μL

2.2.4 旋毛虫肌幼虫的收集与体外培养

2.2.4.1 旋毛虫肌幼虫的收集

用保种的 T1 型旋毛虫肌幼虫(剂量为 300 蚴/只)经口感染 5 周龄雄性昆明鼠。

感染 40 d 后,将小鼠断颈处死,剖杀小鼠,剥皮,去四肢、头、爪、尾、内脏,小心充分地去除小鼠脂肪(防止消化后的脂肪油滴附着旋毛虫肌幼虫,妨碍旋毛虫肌幼虫沉淀),只留取肌肉。提前在 37 ℃恒温培养箱预热蒸馏水。

解剖过程中,取出部分膈肌压片镜检,确定小鼠载虫。

取好肌肉后充分剪碎,称重,加入 15 倍肌肉质量的提前 37 ℃预热的蒸馏水,用组织捣碎机充分捣碎,确认没有大块肌肉。

将处理好的肌肉移入广口瓶,加入 1% 的盐酸和胃蛋白酶,充分混匀,放入 37 ℃恒温摇床中,150 r/min 转速消化 3~4 h,模拟胃部环境,使小鼠肌肉充分消化。

将消化液通过筛网过滤,去除未消化完全的肌肉,放入小盆中加水洗涤,沉淀 15~20 min,小心倾倒弃去上清液,如此反复沉淀洗涤 4~5 次,直至上层滤液变为澄清。

尽量去除多余滤液,留少量含有虫子的清水,转移至改良贝尔曼装置中,过夜后取虫,对虫体计数,多余虫体可保存至 4 ℃和−80 ℃备用。实验前观察旋毛虫形态,取其中活力较好的进行下一步实验。

2.2.4.2　旋毛虫肌幼虫的体外培养

实验前在显微镜下观察旋毛虫形态,取相应数量、活力较好的肌幼虫,在超净工作台中用无菌、含1%双抗(100 U/mL 青霉素和100 μg/mL 链霉素)的生理盐水悬起清洗,静置 5 min 后小心弃去上清液,如此反复 5~6 次,尽量将肌幼虫清洗至无菌,将洗净的肌幼虫移入含有1%双抗的 1640 培养基中,放入二氧化碳培养箱(37℃、5% CO_2)中培养,每天更换培养液,观察肌幼虫形态及存活率。

2.2.5　siRNA/dsRNA 导入旋毛虫肌幼虫

笔者利用阳性脂质体辅助浸泡的方法将特异性或对照 siRNA/dsRNA 导入旋毛虫肌幼虫,具体步骤如下。

(1)按照 2.2.4.1 的方法收集旋毛虫肌幼虫,每组 5000 条,在 24 孔细胞培养板中按照 2.2.4.2 的方法体外培养,稳定培养 6 h 后,倒置显微镜观察旋毛虫肌幼虫形态,确认虫体有较好的活性再进行下一步实验。更换培养液,换为不加双抗的 1640 培养液。

(2)进行分组,设置 PBS 空白对照组、control siRNA 阴性对照组、siRNA-153 处理组、siRNA-479 处理组、siRNA-986 处理组、dsRNA 处理组。另外设置一个 FAM control siRNA 处理组,用以确定 RNAi 是否成功导入旋毛虫肌幼虫体内,并确定浸泡法的转染效率。

(3)用 1640 培养液作为脂质体稀释液,先将脂质体 2000 和一定量的稀释液混合,然后分别加入各组试剂,确定最终体积为 100 μL,其中 siRNA 的终浓度为 2 μmol/L,dsRNA 的终浓度为 40 ng/μL,室温静置 20 min。

(4)将预混液加入各孔含有肌幼虫的培养基中,确定总体积为 500 μL,处理后放入二氧化碳培养箱(37 ℃、5% CO_2)中培养。

(5)转染 12 h 后换液,更换为含有1%双抗的 1640 培养液。此后每 24 h 换液一次,保证虫体营养充足。

2.2.6　qPCR 检测 *TsSPI* 基因转录水平变化

2.2.6.1　旋毛虫肌幼虫总 RNA 提取

（1）将不同处理组的肌幼虫分别回收到 1.5 mL EP 管中，用 DEPC 水反复洗涤，洗去培养液和 RNase 污染，最后尽量弃去多余 DEPC 水。

（2）向提前在-20 ℃冰箱中预冷过夜的研钵中加入液氮，把肌幼虫加入研钵中，并在液氮中充分研磨。

（3）加入 1 mL Trizol，继续在液氮中研磨至匀浆，静置 5 min。

（4）加入 200 μL 氯仿，强烈振荡充分混匀，静置 5 min。在 4 ℃离心机中 12000 r/min 离心 20 min。

（5）离心后液体分为 3 层，小心吸取最上层清亮液体并加入新的 EP 管中，注意不要吸取到中间絮状蛋白层。

（6）加入与 2.2.6.1（5）中上清等体积的异丙醇，静置 10 min。在 4 ℃离心机中 12000 r/min 离心 20 min。

（7）离心后小心弃去上清，保留沉淀，加入 500 μL 75% 乙醇（DEPC 水稀释），来回颠倒 EP 管清洁管壁，在 4 ℃离心机中 12000 r/min 离心 5 min。再次重复这个步骤。

（8）弃去乙醇，开盖静置 5 min，让乙醇挥发干净。

（9）加入 30~50 μL DEPC 水，充分溶解沉淀。用紫外分光光度计检测 RNA 浓度与纯度。

2.2.6.2　反转录制备模板 cDNA

利用去基因组反转录试剂盒进行反转录，具体步骤如下。

（1）基因组 DNA 去除。取 1 pg~1 μg 模板，加入 4 μL 4×gDNA wiper Mix，再加入一定量的 DEPC 水，补齐体系至 16 μL。用移液器轻轻吹打混匀。42 ℃水浴 2 min。

（2）配制反转录反应体系。向上一步的反应液中加入 4 μL 5×HiScript Ⅱ qRT SuperMix Ⅱ，用移液器轻轻吹打混匀，在 PCR 仪中进行反应，程序为：

50 ℃、15 min,85 ℃ 5 s。产物可立即用于 qPCR 反应,或在-20 ℃保存。

2.2.6.3　qPCR 所需引物

qPCR 检测所需引物见表 2-5。

表 2-5　qPCR 所需引物

引物名称	序列(5'-3')
TsSPI SYBR F	AAGGCAATGCGGTCGTT
TsSPI SYBR R	CGGCGATAAGGCGAGTA
TsKaSPI SYBR F	GATGGATTCTGCTGCCAAG
TsKaSPI SYBR R	CCAAACAACACATTGCTCGT
TsGAPDH SYBR F	TGGCTTAGCTCCGTTGG
TsGAPDH SYBR R	TTTGGGTTGCCGTTGTA

2.2.6.4　RNA 干扰效果的剂量优化

按照 2.2.5 的方法将 siRNA-986、dsRNA 导入旋毛虫肌幼虫中,siRNA-986 终浓度分别为 1 μmol/L、2 μmol/L、3 μmol/L,dsRNA 终浓度分别为 20 ng/μL、40 ng/μL、60 ng/μL、80 ng/μL,于干扰后 3 d 收集虫体。用 qPCR 检测不同干扰剂量下旋毛虫 *TsSPI* 基因表达量差异。

2.2.6.5　qPCR 检测 *TsSPI* 基因转录水平变化

使用染料法荧光定量试剂盒进行荧光定量反应,qPCR 反应体系见表 2-6。于冰上配制反应液,配制过程中避免强光照射,混匀后置于 ABI7500 中进行两步法荧光定量 PCR 反应,预变性 95℃、30 s,变性 95 ℃、10 s,退火 60 ℃、30 s,反应 40 个循环。溶解曲线 95 ℃、15 s,60 ℃、1 min,95 ℃、30 s,60 ℃、15 s。扩增反应结束后,将全部实验结果导出到 Excel 中,以空白对照组为对照,以 *Ts-GAPDH* 作为内参,用 $2^{-\Delta\Delta CT}$ 的方法计算结果,*TsSPI* 转录水平最终以百分比形式显示。

表 2-6　qPCR 反应体系

成分	剂量/μL
去离子水	8.4
Primer. F(10 μmol/L)	0.4
Primer. R(10 μmol/L)	0.4
cDNA 模板	1.0
2 × ChamQ Universal SYBR qPCR Master Mix	10.0

2.2.7　western blot 检测 TsSPI 蛋白表达水平差异

2.2.7.1　样本总蛋白提取

提取旋毛虫肌幼虫总蛋白,取出各实验组的旋毛虫肌幼虫,反复用 DEPC 水清洗虫体,弃去多余液体,在液氮中研磨,充分研磨后加入 100 μL RIPA 裂解液,来回吹打混匀,4 ℃静置 20 min,4 ℃ 12000×g 离心 10 min,将上清转入新的离心管中,检测蛋白质浓度,用 RIPA 裂解液稀释蛋白质,保证每组样本蛋白质浓度相同。取 80 μL 蛋白质,加入 20 μL 5×Lording Buffer,在煮沸的水中煮 5 min,-20 ℃保存准备后续实验。

2.2.7.2　旋毛虫肌幼虫总蛋白 SDS-PAGE 分离

(1)配制一块聚丙烯酰胺蛋白胶,下层为12%的分离胶,上层为5%浓缩胶,聚丙烯酰胺凝胶成分如表2-7所示。

(2)第一泳道加入 3 μL 预染 marker,其余泳道依次加入已经与 5×Lording 混合煮好的蛋白样本,每孔 10 μL。

(3)接通电源,先恒压 80 V 跑胶,当溴酚蓝指示剂移动到上层浓缩胶与下层分离胶交界处的时候(大约需要 25 min),更改电压为恒压 120 V,溴酚蓝指示剂移动到蛋白胶底部,蛋白质分离结束。

表 2-7　聚丙烯酰胺凝胶成分

成分	5%浓缩胶/μL	10%分离胶/mL	12%分离胶/μL
ddH$_2$O	2.7	7.9	6.6
30%丙烯酰胺	0.67	6.7	8.0
1.0 mol/L Tris-HCl (pH=6.8)	—	5.0	5.0
1.5 mol/L Tris-HCl (pH=8.8)	0.5	—	—
10% SDS	0.04	0.2	0.2
10%过硫酸铵	0.04	0.2	0.2
TEMED	0.004	0.008	0.008
总体积	4	20	20

2.2.7.3　western blot 检测 TsSPI 蛋白表达水平差异

将 SDS-PAGE 分离的样本蛋白转印到 PVDF 膜上,再通过抗原抗体的结合反应检测各蛋白样品中目的蛋白含量差异,以 GAPDH 作为内参,以目的蛋白(TsSPI)条带的深浅来判断 TsSPI 蛋白表达量。具体步骤如下。

(1)先将 PVDF 膜浸泡在甲醇里,直至浸透激活(3~5 min),将浸泡好的 PVDF 转移到转膜缓冲液中,洗去膜表面残留的甲醇。同时将 2 张 3 mm 滤纸浸在转膜缓冲液中直至浸透。

(2)根据预染 marker 指示将蛋白胶切为适当大小。

(3)按照 3 mm 滤纸、PVDF 膜、蛋白胶、3 mm 滤纸(从下到上)的顺序放入半干转膜仪中,赶走中间的气泡,恒流 0.1 A,转膜 1 h。

(4)转膜后将膜转移到封闭缓冲液(含有 5%脱脂乳的 PBST)中,室温轻轻振荡 1 h 或 4 ℃过夜。

（5）按照适当比例用封闭缓冲液稀释一抗（经实验确定最终一抗浓度，GAPDH 浓度为 1∶1000，TsSPI 抗血清浓度为 1∶200，TsKaSPI 抗血清浓度为 1∶100），将封闭好的膜转移至一抗包被缓冲液中 4 ℃过夜。

（6）洗膜，将一抗中孵育好的膜转移至 PBST 中清洗，置于水平摇床上，室温轻轻振荡 5 次，每次 5 min。

（7）按照适当比例用封闭缓冲液稀释二抗（羊抗鼠二抗终浓度为 1∶8000，羊抗兔二抗终浓度为 1∶8000），将洗好的膜转移至二抗包被缓冲液中，室温轻轻振荡 50 min。

（8）洗膜，将二抗中孵育好的膜转移至 PBST 中清洗，置于水平摇床上，室温轻轻振荡 5 次，每次 5 min，洗净未结合的二抗。

（9）1∶1 混合适量的 ECL 底物试剂盒中的 A、B 液体。将混好的底物液体滴到膜上，确定底物覆盖膜的表面。用滤纸小心吸去膜表面液体，将膜置于曝光仪中曝光，留取不同曝光时间的图片。

（10）利用 ImageJ 对 western blot 曝光图片进行灰度分析，将结果量化，最终结果以百分比形式显示。

2.2.8　qPCR 检测 dsRNA‑TsSPI 干扰效果的时间效应

按照 2.2.5 的方法将 dsRNA‑TsSPI 导入旋毛虫肌幼虫，于干扰后 1 d、2 d、3 d、4 d、5 d、6 d 取虫体，利用 qPCR（如 2.2.6）检测不同时间点的旋毛虫 *TsSPI* 基因表达量差异。

2.2.9　检测 dsRNA‑TsSPI 干扰的基因特异性

为了证明 dsRNA‑TsSPI 具有基因特异性，笔者检测了干扰后 TsSPI 同家族蛋白 Kazal 型丝氨酸蛋白酶抑制剂（TsKaSPI）的表达是否受到影响。按照 2.2.8 的优化结果，取干扰后虫体，利用 qPCR 检测 *TsSPI*、*TsKaSPI* 基因相对表达量，用 western blot 检测 TsSPI、TsKaSPI 蛋白质相对表达量，从而证明所选用的 dsR‑NA‑TsSPI 干扰具有基因特异性。

2.2.10　检测 *TsSPI* 基因沉默对旋毛虫肌幼虫体外存活率的影响

　　按照 2.2.5 的方法将 control dsRNA 和 dsRNA-TsSPI 导入旋毛虫肌幼虫，分别记为 control dsRNA 组和 dsRNA 组，以 PBS 组为空白对照组，每组 100 条肌幼虫，于干扰后 1 d、2 d、3 d、4 d、5 d、6 d 在显微镜下观察并记录肌幼虫体外存活率，每组重复 5 次。

2.2.11　检测 *TsSPI* 基因沉默对旋毛虫肌幼虫体外入侵肠上皮细胞的影响

2.2.11.1　入侵前旋毛虫肌幼虫的处理

　　按照 2.2.5 的方法将 control dsRNA、dsRNA-TsSPI 导入旋毛虫肌幼虫，干扰 3 d 后，将各组旋毛虫肌幼虫用生理盐水洗涤 3 次，每组取 200 条肌幼虫，加入到含有 20%新鲜羊胆汁和 1%双抗的生理盐水中，在 37 ℃、5% CO_2 的生化培养箱中培养激活 2 h。弃去培养液，用含 1%双抗的生理盐水洗涤几次，直至洗去胆汁，液体澄清。

2.2.11.2　虫体悬液的配制

　　在只含 1%双抗的 1640 培养液中加入 15 mmol/L HEPES 和 1.75%低熔点琼脂糖，在 65 ℃恒温培养箱中水浴，直至低温琼脂糖充分溶化。将处理好的悬液转移至 42 ℃恒温箱中备用(超过 0.5 h)，确保温度不要过高以免杀死虫体和细胞。

2.2.11.3　Caco-2 细胞的处理

　　将状态良好的人结肠癌细胞系 Caco-2 细胞接种到 6 孔板中，培养 24 h，确定细胞状态良好且密度达到 80%以上，舍弃生长不良的细胞。

2.2.11.4　侵染实验

　　弃去 6 孔板中的细胞，并用 37 ℃预热的、含 1%双抗的 PBS 轻轻洗涤细胞单层,除去 PBS。取出步骤 2.2.11.1 中各组处理激活的肌幼虫,每组加入 0.2 mL 的 2.2.11.2 中的悬液,快速并充分混匀,将各组肌幼虫悬液从肠上皮细胞边缘轻轻滴入,直到将细胞单层完全覆盖,在悬液彻底凝固之前,将 6 孔板放到 37 ℃、5% CO_2 的生化培养箱中培养 2 h。用倒置显微镜观察取出的 6 孔板,计算到达细胞单层的虫体数量。有效入侵虫体是指完全到达并入侵细胞单层,虫体有活力并保持蛇形运动。

2.2.12 检测 *TsSPI* 基因沉默对旋毛虫成虫荷的影响

按照 2.2.5 的方法将 dsRNA 导入旋毛虫肌幼虫,实验分 3 组(PBS 空白对照组、control dsRNA 组、dsRNA 组)干扰旋毛虫,干扰后 18 h 经口感染小鼠,感染小鼠后 4 d,断颈处死小鼠,取小鼠小肠,清除肠道内容物,将小肠剪成 2～3 cm 的小段放入生理盐水,洗涤肠段,并用镊子刮擦肠壁,重复洗涤,移入干净的平皿,倒入生理盐水,移入 37 ℃培养箱中孵育 3 h,取出肠段,用力刮擦肠壁,在显微镜下挑出成虫并计数,计算小鼠成虫荷。

2.2.13 检测 *TsSPI* 基因沉默对旋毛虫生殖力的影响

将 2.2.12 中收集的成虫用无菌生理盐水反复洗涤,将每组 100 条成虫放入含 10%胎牛血清、1%双抗的 1640 培养基中,在 37 ℃培养箱中进行体外培养 72 h,计数新生幼虫数量,以此判断旋毛虫生殖能力变化。

2.2.14 检测 *TsSPI* 基因沉默对每克幼虫数(LPG)的影响

将 2.2.12 中剩余的小鼠继续培养至 40 d,利用 2.2.4.1 的方法收集旋毛虫肌幼虫。小鼠 LPG 按下式计算:

$$LPG = 旋毛虫肌幼虫数量/小鼠重量 \qquad (2-1)$$

2.2.15 qPCR 检测 *TsSPI* 基因沉默在旋毛虫中的遗传情况

将 2.2.12 和 2.2.14 中收集的旋毛虫成虫和肌幼虫收集起来,按照 2.2.6

的方法提取虫体总 RNA 并反转录成 cDNA,用 qPCR 检测发育的成虫和 P1 代肌幼虫中 *TsSPI* 基因转录水平差异,分析 *TsSPI* 基因沉默在旋毛虫中的遗传情况。

2.2.16 ELISA 检测 *TsSPI* 基因沉默对感染旋毛虫的小鼠腹腔巨噬细胞中细胞因子表达量的影响

2.2.16.1 小鼠腹腔巨噬细胞的分离

断颈处死小鼠后,于无菌情况下剥离小鼠腹腔皮肤,小心提起腹膜,向腹腔注射 5 mL 预冷的含有 1% 双抗的 DMEM 培养液,停滞 5 min 后,吸出腹腔灌洗液,置入灭菌的 5 mL 离心管,2000 r/min 离心 10 min,弃去上清,重新用培养液悬起细胞,清洗一次,2000 r/min 离心 10 min,弃去上清,用含 1% 双抗、10% 的 DMEM 培养液悬起细胞,将每只小鼠的腹腔灌洗液平均分成 2 份,分别放入 6 孔板的 2 个孔中,在 37 ℃、5% CO_2 培养箱中培养 2 h,确定巨噬细胞贴壁良好,将没有贴壁的细胞用 PBS 洗去,收集其中一个孔的细胞用来提取 RNA 和蛋白以进行下一步实验,另外一个孔加入培养液后继续培养 12 h,取出上清 12000 r/min 离心 10 min,吸取上清置于无菌冻存管中,-80 ℃ 冻存备用。

2.2.16.2 ELISA 检测感染旋毛虫的小鼠腹腔巨噬细胞培养上清中细胞因子表达量

用 ELISA 检测试剂盒检测小鼠腹腔巨噬细胞培养上清中细胞因子 TNF-α、IL-6、IL-1β、IL-12、IL-10、TGF-β 的表达量,具体方法如下。

(1)将试剂盒从冷藏环境中取出,室温平衡 15 min 后使用。

(2)标准品的稀释与上样。在酶标板上设置 5 个标准品孔,每孔加入 50 μL 标准品稀释液,第一孔加入 100 μL 标准品,混匀后吸取 100 μL 加入第二孔,混匀后吸取 50 μL 加入第三孔,此后依次 2 倍倍比稀释,稀释后每孔浓度分别为 600 pg/mL、400 pg/mL、200 pg/mL、100 pg/mL、50 pg/mL。

(3)上样。每次实验需设空白孔(不加样本和酶标试剂),先在酶标板待测样品孔上加 40 μL 样品稀释液,再加入 10 μL 样品。

（4）温育。用封板膜封板，37 ℃恒温箱中温育 30 min。

（5）配液。将 20 倍浓缩洗涤液稀释后备用。

（6）洗涤。小心揭去封板膜，弃去液体，甩干，每孔加入 300 μL 洗涤液，静置 1 min 后弃去，重复洗涤 5 次，拍干。

（7）加酶。每孔加入酶标试剂 50 μL（空白孔除外）。

（8）温育。步骤同 2.2.16.2（4）。

（9）洗涤。步骤同 2.2.16.2（6）。

（10）显色。每孔加入显色液 A 50 μL，再加入显色液 B 50 μL，轻轻振荡混匀，37 ℃避光显色 15 min。

（11）终止。每孔加终止液 50 μL。

（12）测定。用空白孔调零，用酶标仪在 450 nm 波长处检测各孔吸光度（OD 值）。测定应在终止 15 min 内进行。

2.2.17　qPCR 检测 *TsSPI* 沉默对感染旋毛虫的小鼠腹腔巨噬细胞中效应因子表达量的影响

收集 2.2.16.2 中每组腹腔巨噬细胞，利用 Trizol 提取细胞总 RNA，无须液氮研磨，其余 RNA 提取及反转录步骤如 2.2.6。

qPCR 检测方法如 2.2.6，qPCR 所需引物见表 2-8，其中 *GAPDH* 为内参。

表 2-8　qPCR 所需引物

引物名称	序列（5'-3'）
Arg1 SYBR F	GGGGAAAGCCAATGAAG
Arg1 SYBR R	TGGTTGTCAGGGGAGTGT
iNOS SYBR F	CACCACCCTCCTCGTTC
iNOS SYBR R	CTGCCTATCCGTCTCGTC
GAPDH SYBR F	CCAGCCTCGTCCCGTAGACA
GAPDH SYBR R	ATACTCAGCACCGGCCTCACCC

2.2.18　western blot 检测感染旋毛虫的小鼠腹腔巨噬细胞 NF-κB 磷酸化水平

取出 2.2.13 中培养 2 h 的小鼠腹腔巨噬细胞,每组细胞加入 100 μL 预先加入 PMSF 的 RIPA 裂解液(PMSF 的终浓度是 1 mmol/L),用枪头吹打均匀,4 ℃静置裂解 10 min,12000 r/min 离心 10 min,小心吸取上清并转移至新的离心管中,检测蛋白质浓度,取适量蛋白质并向其中加入 5×Lording Buffer,煮沸,-80 ℃冷冻备用。

用 western blot 方法检测各组小鼠腹腔巨噬细胞中 NF-κB P65 和 NF-κB pP65 的含量,步骤大体如 2.2.7,磷酸化抗体的封闭缓冲液换为含 5% BSA 的 PBST,同时后续抗体孵育时也用含 5% BSA 的 PBST 作为抗体稀释液,经过优化,NF-κB P65 一抗的合适工作浓度为 1∶500、NF-κB pP65 一抗的合适工作浓度为 1∶100。

2.2.19　重组蛋白的诱导表达、纯化、复性

2.2.19.1　重组蛋白的诱导表达

(1)取含有 TsSPI 和突变体 muTsSPI 表达质粒的冻存菌液各 50 μL,分别加入 5 mL 含有 K+抗性的 LB 液体培养基中,在 37 ℃摇床中 180 r/min 培养过夜。

(2)取出过夜复苏的菌液,按照 1∶100 的比例接种于 200 mL 含有 K+抗性的 LB 液体培养基中,在 37 ℃摇床中 180 r/min 培养至细菌对数生长期(OD_{600} 为 0.6~0.8),约 4 h。

(3)向培养好的菌液中加入 IPTG(终浓度为 1.0 mmol/L),进行诱导表达,在 37 ℃摇床中 180 r/min 培养 5 h。

(4)将培养好的菌液转移至无菌 50 mL 离心管中,4 ℃离心 20 min,用 PBS 洗涤菌液,弃去上清,收集沉淀。

(5)用 PBS 反复吹打混匀沉淀,超声破碎,功率为 400 W,超声 3 s,停 3 s,将超声后的液体置于离心机中,12000 r/min 离心 15 min,弃去上清,用 8 mol/L

尿素溶解沉淀(TsSPI 和突变体 muTsSPI 均为包涵体表达)。

2.2.19.2　重组蛋白的分离纯化、鉴定及复性

(1)按照 2.2.7.2 的方法分离蛋白。

(2)电泳后,切去上层胶,下层胶用预冷的 KCl 溶液浸泡 5 min,可以看到一条明显清晰的银白色条带,准确切取含有目的蛋白的条带。

(3)利用镍柱纯化蛋白质(重组蛋白中包含 His 标签),利用不同浓度咪唑缓冲液洗脱蛋白质以确定最佳洗脱条件。

(4)利用 SDS-PAGE 电泳分离鉴定纯化后的蛋白,常规电泳后,切去上层胶,将下层胶浸泡于考马斯亮蓝染色液中,水平摇床中室温振荡染色 1 h。

(5)弃去染色液,用蒸馏水洗去凝胶表面的染色液,加入适量脱色液,煮沸脱色,直至凝胶脱去蓝色,用蒸馏水洗净脱色液,可以看到清晰的蛋白条带,根据预染 marker 位置确定目的蛋白纯化效果。

(6)利用蛋白质溶解缓冲液溶解纯化的蛋白质。

(7)将溶解的蛋白质稀释至 0.1~1.0 mg/mL 并放于透析袋中,利用梯度浓度尿素复性缓冲液复性重组蛋白质(6 mol/L、4 mol/L、2 mol/L、1 mol/L、0.5 mol/L、0 mol/L),4 ℃缓慢透析。

2.2.20　利用 CCK8 检测重组蛋白对小鼠巨噬细胞 raw 264.7 增殖活力的影响

利用 CCK8 检测试剂盒检测重组蛋白 TsSPI 对小鼠巨噬细胞 raw 264.7 增殖活力的影响,具体步骤如下。

(1)将培养状况良好的小鼠巨噬细胞 raw 264.7 接种到 96 孔板中,每孔细胞数为 1.0×10^4,常规培养 24 h。

(2)设置不同蛋白浓度实验组(蛋白质终浓度分别为 1 μg/mL、5 μg/mL、10 μg/mL、15 μg/mL、20 μg/mL)、LPS 阳性刺激组(LPS 终浓度为 100 ng/mL)、PBS 阴性对照组,每组 3 次重复。

(3)取出细胞培养板,用 PBS 清洗细胞,加入各组试剂,培养箱中刺激 12 h。

(4)弃去细胞上清,用 PBS 清洗细胞,向每孔细胞中加入 10 μL CCK8 反应

液,操作过程中尽量避光处理。

(5)避光条件下常规培养 4 h,在酶标仪中 450 nm 下进行检测。

2.2.21　qPCR 检测重组蛋白对 CAM 相关因子表达量的影响

2.2.21.1　实验分组及前处理

将培养状况良好的小鼠巨噬细胞 raw 264.7 接种于 6 孔板,每孔放 $1×10^6$ 个细胞。常规培养 24 h,确定细胞状况良好并且密度达到 80% 左右。

实验分为 4 组:未添加任何刺激的对照组(untreated)、LPS 单独刺激组(LPS)、重组蛋白 TsSPI 和 muTsSPI 预处理后再加入 LPS 各为一个实验组(TsSPI+LPS、muTsSPI+LPS)。

untreated 组、LPS 组、TsSPI+LPS 组、muTsSPI+LPS 组分别加入 PBS、PBS、TsSPI、muTsSPI 预处理 24 h 后,依次加入 PBS、LPS、LPS、LPS 刺激细胞 12 h。重组蛋白终浓度为 5 μg/mL,LPS 终浓度为 100 ng/mL。

untreated 组:0 h 直接收集细胞。LPS 组:于 LPS 刺激后 1 h、2 h、3 h、24 h 收集细胞。TsSPI+LPS 组、muTsSPI+LPS 组:于 LPS 刺激后 0 h、1 h、2 h、3 h、24 h 收集细胞。其中,于 0 h、24 h 收集的细胞用以提取 RNA 进行后续实验,于 0 h、1 h、2 h、3 h 收集的细胞用以提取蛋白质进行后续实验。

2.2.21.2　细胞总 RNA 提取及反转录

收集每组细胞,利用 Trizol 提取细胞总 RNA,具体方法如下。

(1)将不同处理组的巨噬细胞分别回收到 1.5 mL EP 管中,用 DEPC 水反复沉淀洗涤,洗去培养液和 RNase 污染,最后尽量弃去多余 DEPC 水。

(2)向收集洗涤好的细胞中加入 1 mL Trizol,用枪反复吹打混匀,静置裂解 10 min。

(3)加入 200 μL 氯仿,强烈振荡充分混匀,静置 5 min。在 4 ℃ 离心机中 12000 r/min 离心 20 min。

(4)离心后液体分为 3 层,小心吸取最上层清亮液体并将其加入新的 EP 管中,注意不要吸取到中间絮状蛋白层。

(5)加入与 2.2.21.2(4)中上清等体积的异丙醇,静置 10 min。在 4 ℃ 离心机中 12000 r/min 离心 20 min。

(6)离心后小心弃去上清,保留沉淀,加入 500 μL 75%乙醇(用 DEPC 水稀释),来回颠倒 EP 管清洁管壁,在 4 ℃ 离心机中 12000 r/min 离心 5 min,重复这个步骤一次。

(7)弃去乙醇,开盖静置 5 min,让乙醇挥发干净。

(8)加入 30~50 μL DEPC 水,充分溶解沉淀。用紫外分光光度计检测 RNA 浓度与纯度。

(9)利用去基因组反转录试剂盒进行反转录,制备模板 cDNA。

2.2.21.3 qPCR 检测各细胞因子表达量

SYBR qPCR 检测方法如 2.2.6,各基因引物见表 2-9。

表 2-9 qPCR 所需引物

引物名称	序列(5'-3')
TNF-α SYBR F	TCTTCTCATTCCTGCTTGTGG
TNF-α SYBR R	CACTTGGTGGTTTGCTACGA
IL-6 SYBR F	CGGAGAGGAGACTTCACAGAG
IL-6 SYBR R	ATTTCCACGATTTCCCAGAG
IL-1β SYBR F	CCTCGTGCTGTCGGACCCATA
IL-1β SYBR R	CAGGCTTGTGCTCTGCTTGTGA
IL-12 SYBR F	AAAGGCTGGGTATCGG
IL-12 SYBR R	CTGGCTGTGCTGGAAC
iNOS SYBR F	CACCACCCTCCTCGTTC
iNOS SYBR R	CTGCCTATCCGTCTCGTC
GAPDH SYBR F	CCAGCCTCGTCCCGTAGACA
GAPDH SYBR R	ATACTCAGCACCGGCCTCACCC

2.2.22　qPCR 检测重组蛋白对 AAM 相关因子表达量的影响

2.2.22.1　实验分组及前处理

将小鼠巨噬细胞 raw 264.7 常规培养 24 h,实验分为 3 组:未添加任何刺激的对照组(untreated)、添加 2 种重组蛋白刺激的巨噬细胞各为一个实验组(TsSPI、muTsSPI)。

2.2.22.2　qPCR 检测 AAM 相关因子表达量

SYBR qPCR 检测方法如 2.2.6,各基因引物见表 2-10。

表 2-10　qPCR 所需引物

引物名称	序列(5'-3')
IL-10 SYBR F	AATAAGAGCAAGGCAGTGGAG
IL-10 SYBR R	TGTATGCTTCTATGCAGTTGATGA
TGF-β SYBR F	ATTCCTGGCGTTACCTTGG
TGF-β SYBR R	AGCCCTGTATTCCGTCTCCT
Arg1 SYBR F	GGGGAAAGCCAATGAAG
Arg1 SYBR R	TGGTTGTCAGGGGAGTGT
GAPDH SYBR F	CCAGCCTCGTCCCGTAGACA
GAPDH SYBR R	ATACTCAGCACCGGCCTCACCC

2.2.23 western blot 检测重组蛋白对巨噬细胞 NF-κB P65 磷酸化水平的影响

实验分为 4 组：只加入 PBS 缓冲液的阴性对照组(untreated)；细胞常规培养 24 h 后，直接用 LPS 单独刺激巨噬细胞 12 h，LPS 终浓度为 100 ng/mL(LPS组)；向每组巨噬细胞先加入 5 μg/mL 重组蛋白 TsSPI，预处理 24 h 后，加入 LPS刺激细胞 12 h，LPS 终浓度为 100 ng/mL(TsSPI+LPS 组)；每组细胞先加入5 μg/mL 突变体重组蛋白 muTsSPI，预处理 24 h 后，加入 LPS 刺激细胞 12 h，LPS 终浓度为 100 ng/mL(muTsSPI+LPS 组)。

每组收集的细胞中加入 100 μL 预先加入 PMSF 的 RIPA 裂解液(PMSF 的终浓度为 1 mmol/L)，用枪头吹打均匀，4 ℃静置裂解 10 min，12000 r/min 离心10 min，小心吸取上清转移至新的离心管中，检测蛋白质浓度，取适量蛋白质加入 5×Lording Buffer，煮沸，-80 ℃冷冻备用。western blot 检测各组细胞中 P65磷酸化情况，全蛋白质抗体 western blot 方法如 2.2.7，磷酸化抗体 western blot方法如下。

(1)先将 PVDF 膜浸泡在甲醇里，直至浸透激活(3~5 min)，将浸泡好的PVDF 转移到转膜缓冲液中，洗去膜表面残留的甲醇。同时将 2 张 3 mm 滤纸浸在转膜缓冲液中直至浸透。

(2)根据预染 marker 指示将蛋白胶切为适当大小。

(3)按照 3 mm 滤纸、PVDF 膜、蛋白胶、3 mm 滤纸的顺序(从下到上)放入半干转膜仪中，赶走中间的气泡，恒流 0.1 A 转膜 1 h。

(4)转膜后将膜转移到封闭缓冲液(含有 5% BSA 的 PBST)中，室温轻轻振荡 1 h 进行封闭。

(5)按照适当比例用封闭缓冲液稀释一抗，将封闭好的膜转移至一抗包被缓冲液中，4 ℃过夜。

(6)洗膜，将一抗中孵育好的膜转移至双蒸水中清洗，置于水平摇床上室温轻轻振荡 2 次，每次 5 min，再将洗好 2 次的膜转移至 PBST 中，置于水平摇床上，室温轻轻振荡 1 次，清洗 5 min。

(7)按照适当比例用封闭缓冲液稀释二抗(羊抗鼠二抗终浓度 1∶8000，羊抗兔二抗终浓度 1∶8000），将洗好的膜转移至二抗包被缓冲液中，室温轻轻振荡 50 min。

（8）洗膜，将二抗中孵育好的膜转移至双蒸水中清洗，置于水平摇床上室温轻轻振荡 2 次，每次 5 min，再将洗好 2 次的膜转移至 PBST 中，置于水平摇床上室温轻轻振荡 1 次，清洗 5 min。

（9）1∶1 混合适量的 ECL 底物试剂盒中的 A、B 液体。将混好的底物液体滴到膜上，确定底物覆盖膜的表面。用滤纸小心吸去膜表面液体，将膜置于曝光仪中曝光，留取不同曝光时间的图片。

（10）利用 ImageJ 对 western blot 曝光图片进行灰度分析，将结果量化，磷酸化 P65 的含量与 P65 全蛋白的含量的比值为 P65 磷酸化情况，最终结果以百分比形式显示。

经过优化，NF-κB P65 一抗的合适工作浓度为 1∶500、NF-κB pP65 一抗的合适工作浓度为 1∶100。

2.2.24　western blot 检测重组蛋白对巨噬细胞 IRAK 通路相关蛋白的影响

实验分为 4 组：只加入 PBS 缓冲液的阴性对照组（untreated）；细胞常规培养 24 h 后，直接用 LPS 单独刺激巨噬细胞 12 h，LPS 终浓度为 100 ng/mL（LPS 组）；向每组巨噬细胞先加入 5 μg/mL 重组蛋白 TsSPI，预处理 24 h 后，加入 LPS 刺激细胞 12 h，LPS 终浓度为 100 ng/mL（TsSPI+LPS 组）；每组细胞先加入 5 μg/mL 突变体重组蛋白 muTsSPI，预处理 24 h 后，加入 LPS 刺激细胞 12 h，LPS 终浓度为 100 ng/mL（muTsSPI+LPS 组）。

直接收集阴性对照 untreated 组的细胞。LPS 组、TsSPI+LPS 组、muTsSPI+LPS 组：分别于加入 LPS 后 0 h、1 h、2 h、3 h 收集各组巨噬细胞，按照 2.2.23 方法裂解细胞获得蛋白，用 western blot 检测各组细胞中 IRAK、IκBα 蛋白表达量，western blot 方法如 2.2.7。经过优化，内参蛋白 β-actin 一抗工作浓度为 1∶8000，IRAK 一抗工作浓度为 1∶500；IκBα 一抗工作浓度为 1∶500，山羊抗兔二抗工作浓度为 1∶8000，山羊抗鼠二抗工作浓度为 1∶8000。

2.2.25 western blot 检测重组蛋白对巨噬细胞 JAK2/STAT3 磷酸化水平的影响

将 raw 264.7 细胞接种于 6 孔板中,实验分为 3 组:阴性对照为 PBS 组(untreated),单独加入 5 μg/mL 重组蛋白 TsSPI(TsSPI 组),单独加入 5 μg/mL 突变体重组蛋白 muTsSPI(muTsSPI 组),两组细胞加入重组蛋白处理 24 h。

加入蛋白后 24 h 收集细胞,裂解细胞获得细胞蛋白,裂解细胞过程中加入磷酸化酶抑制剂。western blot 检测各组细胞中 JAK2、STAT3 蛋白磷酸化情况,具体方法如 2.2.23。

抗体经优化,JAK2 一抗工作浓度为 1∶100,pJAK2 一抗工作浓度为 1∶100,STAT3 一抗工作浓度为 1∶100,pSTAT3 一抗工作浓度为 1∶100,山羊抗鼠二抗工作浓度为 1∶8000。

2.2.26 统计学分析

使用 GraphPad Prism 5 进行统计分析,结果以平均值±标准差表示。用单因素方差分析比较各组间差异。结果判定:$p > 0.05$ 为差异不显著,$p < 0.05$ 为差异显著,$p < 0.01$ 为差异极显著。

第 3 章　结果与分析

3.1 TsSPI 生物信息学分析

3.1.1 基因序列分析结果

TsSPI 基因全长为 1311 bp，其核苷酸序列能够编码 373 个氨基酸。笔者在 NCBI 数据库中还找到了其他种属 *TsSPI* 基因序列，具体序列 NCBI 登录号及来源见表 3-1。

表 3-1 序列 NCBI 登录号及来源

NCBI 登录号	所属物种
ABY60739	*Trichinella spiralis*（TsSPI）
XP_003453583	*Oreochromis niloticus*
KRX19553	*Trichinella nelsoni*
XP_012958171	*Anas platyrhynchos*
OUC46705	*Trichinella nativa*
KRX51182	*Trichinella murrelli*
KRY01733	*Trichinella pseudospiralis*
VDP36955	*Soboliphyme baturini*
XP_030582975	*Archocentrus centrarchus*
XP_027045477	*Pocillopora damicornis*
XP_038050239	*Patiria miniata*
CAD68157	*Branchiostoma lanceolatum*
NP_001193642	*Bos taurus*

续表

NCBI 登录号	所属物种
XP_004020623	*Ovis aries*
AHI48498	*Penaeus japonicus*
AHC98662	*Rhipicephalus microplus*
WP_048152193	*Palaeococcus ferrophilus*
WP_015858229	*Thermococcus gammatolerans*
KHJ49059	*Trichuris suis*
CDW59461	*Trichuris trichiura*
NP_001163067	*Drosophila melanogaster*
NP_524953	*Drosophila melanogaster*
AKR52931	*Ctenocephalides felis*
NP_175202	*Arabidopsis thaliana*
AHZ96593	*Clonorchis sinensis*
WP_049784024	*Gordonibacter pamelaeae*
YP_009143506	*Raccoonpox virus*
AAF63473	*Trichinella spiralis*
WP_007054058	*Bifidobacterium longum*
CAB64266	*Ectromelia virus*
NP_941373	*Mus musculus*
CAA04937	*Homo sapiens*
NP_004146	*Homo sapiens*
XP_002909261	*Phytophthora infestans*

续表

NCBI 登录号	所属物种
XP_010479169	*Cannabis sativa*
CDS25800	*Hymenolepis microstoma*
EPB70151	*Ancylostoma ceylanicum*
AAA29938	*Schistosoma mansoni*
ADY46512	*Ascaris suum*

3.1.2　基本理化性质分析

　　TsSPI 的理论分子质量和等电点分别为 42.49 ku、6.14。本研究结果表明：TsSPI 含有 373 个氨基酸,负电荷残基(Asp+Glu)的数量为 45 个,正电荷残基(Arg+Lys)的数量为 42 个;共由 20 种氨基酸组成,其中 Trp 含量最低(0.3%),而 Leu 含量最高(9.9%)。

　　TsSPI 中的原子组成为碳(1944)、氧(561)、氮(481)、硫(13)、氢(2987),原子总数为 5986,化学分子式为 $C_{1944}H_{2987}N_{481}O_{561}S_{13}$。在 280 nm 处测定其吸光度,可知 TsSPI 吸光系数为 44810 L·M^{-1}·cm^{-1}。

　　当 TsSPI 浓度为 1 g/L 时,Cys 不能形成二硫键,但是在某些情况下可以形成二硫键,此时进行检测可知吸光系数为 1.055 L·M^{-1}·cm^{-1}。

　　TsSPI 的 N 末端的氨基酸是 Met,预测其在体外重要真核或原核表达系统中的半衰期如下:在哺乳动物网状红细胞中为 30 h,在酵母细胞中大于 20 h,在大肠杆菌中大于 10 h。TsSPI 的不稳定系数为 29.83,说明其稳定性较好。TsSPI 的脂肪指数为 85.52,总平均疏水性为 -0.171。TsSPI 的亲水性分析结果如图 3-1 所示。

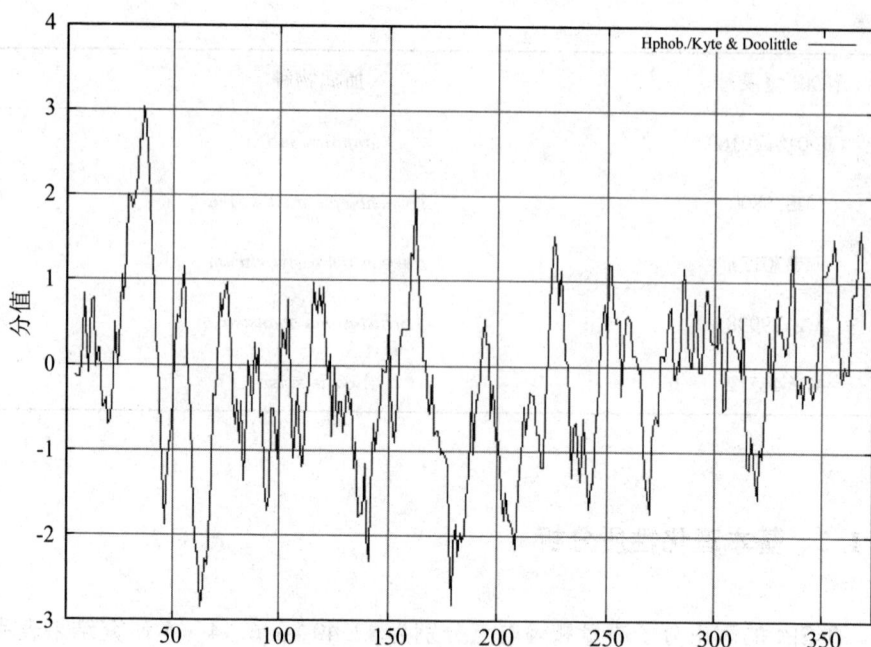

图 3-1　TsSPI 的亲水性分析结果

3.1.3　蛋白质信号肽和跨膜区预测

如图 3-2 所示,TsSPI 的第 1~45 位氨基酸残基的信号肽分值仅为 0.143,最高的综合剪切位点为第 25 位氨基酸残基,其分值仅为 0.500。因此推断 TsSPI 不存在信号肽。

采用 TMpred 软件对 TsSPI 的跨膜区进行分析,跨膜区分析结果如图 3-3 所示。结果表明:TsSPI 可能有 1 个由内到外的跨膜区,可能位于第 25~45 位氨基酸残基;TsSPI 可能有 2 个由外到内的跨膜区,可能位于第 24~40 位和 352~368 位氨基酸残基,其中第 352~368 位氨基酸残基存在跨膜区的可能性较低。由于 TsSPI 可能包含 2 个拓扑结构模型,但完整的跨膜区结构只有 1 个(第 25~45 位),因此,推测成熟的 TsSPI 的 N 端可能位于细胞膜表面,很大可能属于分泌型蛋白质。

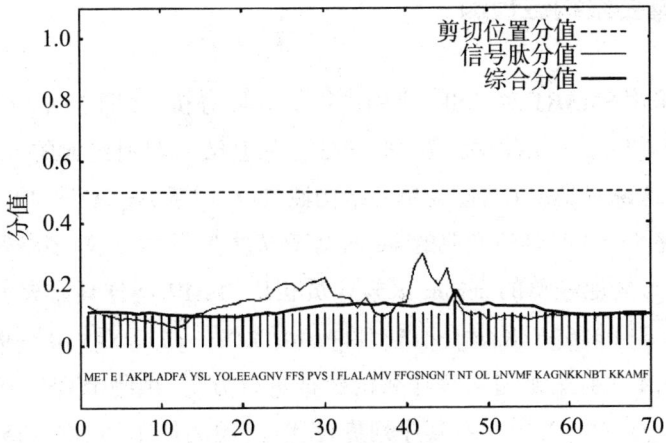

图 3-2　信号肽分析结果①

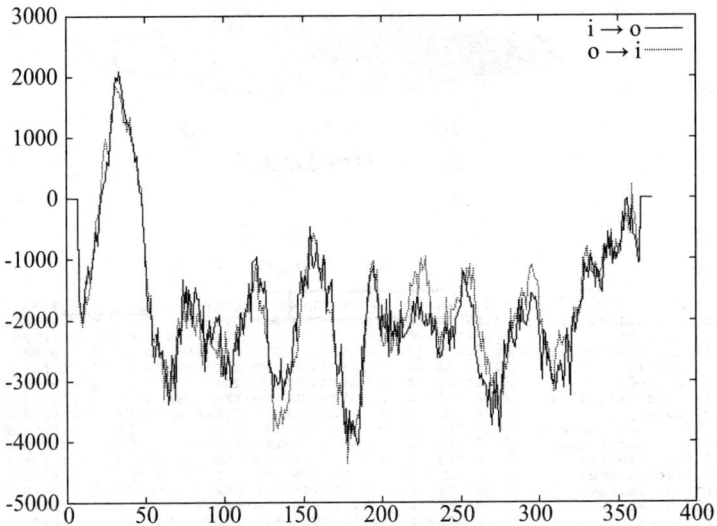

图 3-3　跨膜区分析结果②

① 此图仅为示意,如有需要可向作者索取。
② 此图仅为示意,如有需要可向作者索取。

3.1.4　重要结构域预测

笔者采用 SMART 对 TsSPI 序列进行结构域分析,如图 3-4 所示,TsSPI 包含 1 个经典的 serpin 结构域(第 14~373 位氨基酸),具有经典的 serpin 蛋白的保守基序,这说明 TsSPI 可能为单一结构域蛋白,属于 serpin 型 SPI。

笔者将 TsSPI 与其他经典的 serpin 家庭成员进行 ClustlW 多序列比对,如图 3-5 所示,与其他经典的 serpin 家族成员相比,TsSPI 同样具有典型的 RCL 结构,即 p17[E]-p16[E/K/R]-p15[G]-p14[T/S]-p13[X]-p12-9[A/G/S]-p8-1[X]-p1'-4'。通过对该序列的特征进行分析,预测 IVPM-SG 为该蛋白质的断裂位点(P_1-P_1')。对其序列进行比对,预测位于第 346~351 位的氨基酸为该蛋白的 serpin 结构标签(FVADHPFLFFI)。

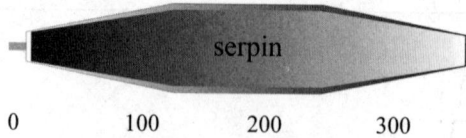

图 3-4　结构域示意图

图 3-5　与其他 serpin 蛋白多序列比对结果

注:加粗框表示 RCL,下划线表示 serpin 结构标签。

3.1.5　系统进化分析

进化分析结果如图 3-6 所示。结果表明，*TsSPI* 与其他线虫 *TsSPI* 位于同一进化分支。

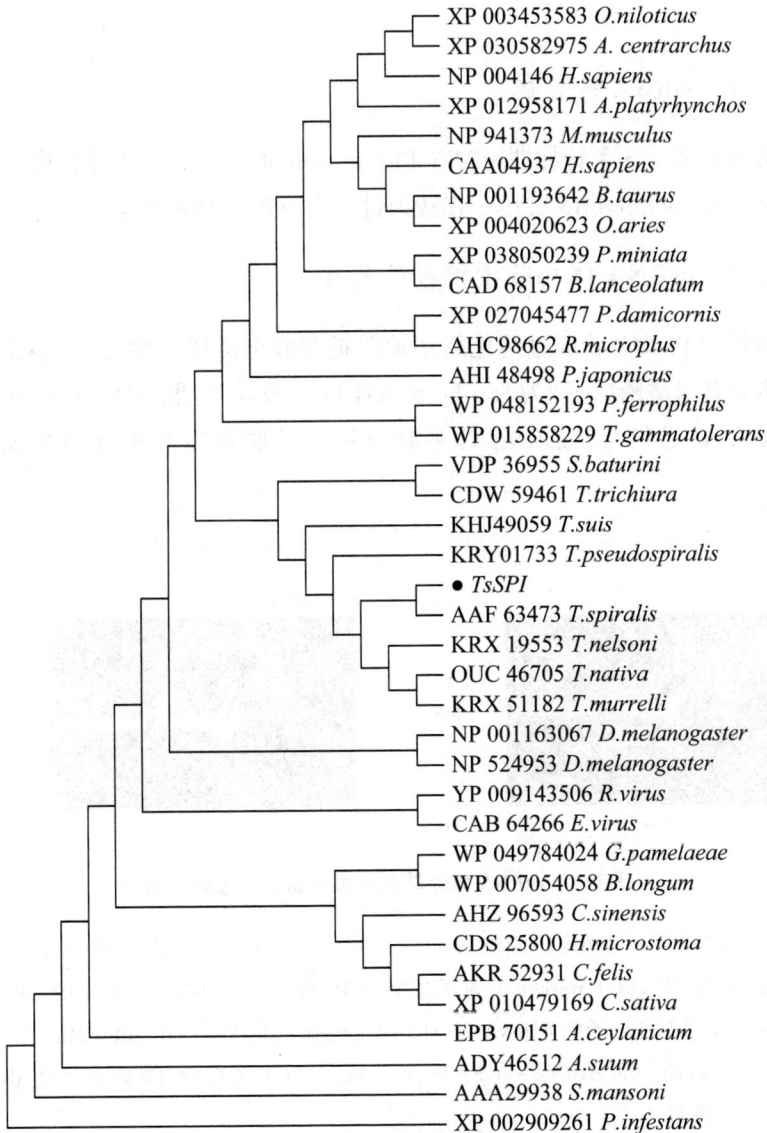

图 3-6　进化分析结果

3.2 利用 RNAi 沉默 *TsSPI* 基因

3.2.1 siRNA 的设计与 dsRNA 的构建

3.2.1.1 siRNA 的合成

笔者合成了 3 条特异性 siRNA 和 1 条 control siRNA,并另外合成 1 条 FAM 荧光标记的 control siRNA,用于在转染过程中观察 siRNA 转染效果。

3.2.1.2 dsRNA 体外转录模板的构建

获得的 PCR 产物经过纯化后用琼脂糖凝胶电泳进行鉴定,在预期位置发现条带且条带清晰(分别为 566 bp 和 604 bp),成功扩增 dsRNA-TsSPI 和 dsR-NA-eGFP 转录模板。dsRNA 体外转录模板琼脂糖凝胶电泳结果如图 3-7 所示。

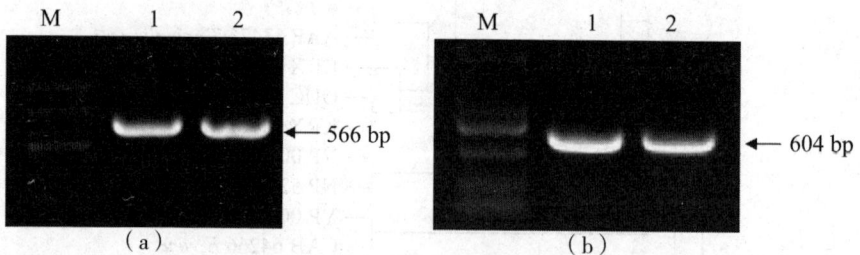

图 3-7 dsRNA 体外转录模板琼脂糖凝胶电泳结果

注:(a)(b)分别为 dsRNA-TsSPI、dsRNA-eGFP 体外转录模板琼脂糖凝胶电泳结果;(a)M 为 DL 1000 Marker,1 为正义链含 T7 启动子的 dsRNA-TsSPI 转录模板,2 为负义链含 T7 启动子的 dsRNA-TsSPI 转录模板;(b)M 为 DL 2000 Marker,1 为正义链含 T7 启动子的 dsRNA-eGFP 转录模板,2 为负义链含 T7 启动子的 dsRNA-eGFP 转录模板。

3.2.2　将 siRNA 与 dsRNA 导入旋毛虫体内

笔者通过阳性脂质体辅助浸泡的方法将带有 FAM 荧光标记的 control siRNA 导入旋毛虫肌幼虫体内,用于在转染过程中跟踪 siRNA 踪迹。

浸泡 12 h 后用荧光显微镜观察,如图 3-8 所示:经 control siRNA 浸泡处理的旋毛虫肌幼虫依旧可以正常蜕皮,且虫体内有明显的荧光信号;未经处理的肌幼虫体内没有荧光信号。这表明 siRNA 可以通过阳性脂质体辅助浸泡的方法有效地传递到旋毛虫肌幼虫体内。

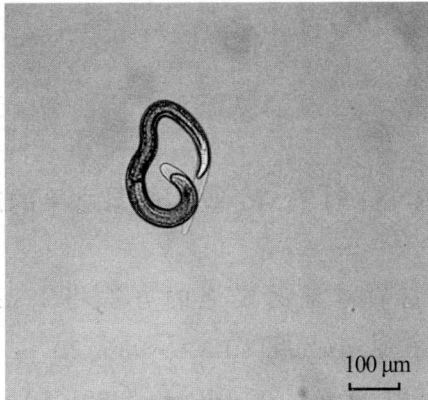

100 μm

(a)

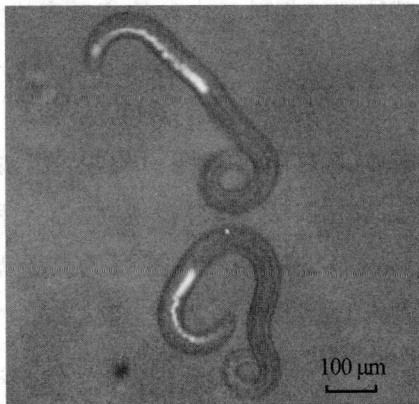

100 μm

(b)

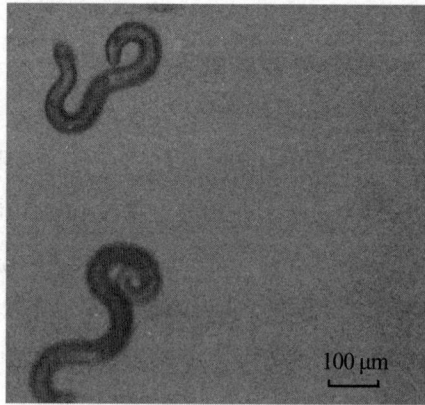

（c）

图 3-8　control siRNA 导入旋毛虫体内

注：（a）经 control siRNA 浸泡处理 12 h；（b）带有荧光标记的 control siRNA 导入旋毛虫肌幼虫体内；（c）未经处理的肌幼虫。

3.2.3　不同浓度 RNAi 对 *TsSPI* 基因转录水平的影响

笔者通过阳性脂质体辅助浸泡的方法将 1 μmol/L siRNA-986、2 μmol/L siRNA-986、3 μmol/L siRNA-986、20 ng/μL dsRNA-TsSPI、40 ng/μL dsRNA-TsSPI、60 ng/μL dsRNA-TsSPI、80 ng/μL dsRNA-TsSPI 分别导入旋毛虫体内，浸泡 3 d 后，利用 qPCR 检测 *TsSPI* 基因转录水平，以 *GAPDH* 为内参，计算各处理组相对于内参的相对表达量，以 PBS 组为空白对照组，结果以空白对照组百分比形式表示，不同浓度 siRNA-986 对 *TsSPI* 基因相对表达量的影响如表 3-2 和图 3-9 所示。

结果表明，与 PBS 空白对照组相比，1 μmol/L siRNA-986、2 μmol/L siRNA-986 和 3 μmol/L siRNA-986 处理组 *TsSPI* 基因相对表达量分别约为 52.6%、28.1% 和 18.2%。可见 siRNA 的沉默效果是剂量依赖性的，虽然 3 μmol/L siRNA-986 的沉默效率最佳，但 2 μmol/L siRNA-986 和 3 μmol/L siRNA-986 处理组间无显著差异。因此，选择 2 μmol/L siRNA-986 进行下一步实验。

表 3-2　不同浓度 siRNA-986 对 *TsSPI* 基因相对表达量的影响

实验分组	相对表达量/%
1 μmol/L siRNA-986 组	52.6361 ± 18.6079 **
2 μmol/L siRNA-986 组	28.1357 ± 4.0064 ***
3 μmol/L siRNA-986 组	18.2352 ± 5.4306 ***

注：** 表示 $p<0.01$，*** 表示 $p<0.001$。

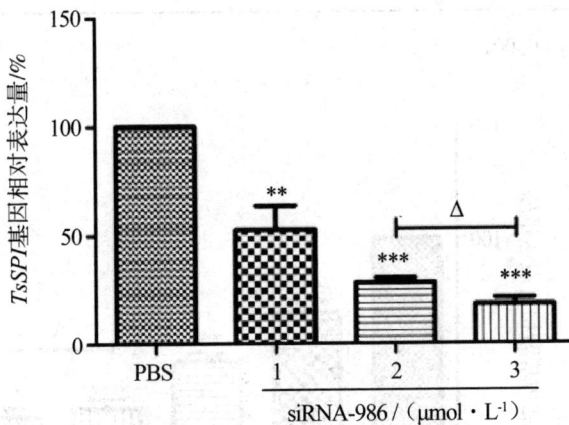

图 3-9　不同浓度 siRNA-986 对 *TsSPI* 基因相对表达量的影响

注：** 表示 $p<0.01$，*** 表示 $p<0.001$，Δ 表示 $p>0.05$。

　　笔者用不同浓度 dsRNA-TsSPI 浸泡旋毛虫肌幼虫。不同浓度 dsRNA-TsSPI 对 *TsSPI* 相对表达量的影响如表 3-3 和图 3-10 所示。3 d 后，与 PBS 空白对照组相比，20 ng/μL dsRNA-TsSPI、40 ng/μL dsRNA-TsSPI、60 ng/μL dsRNA-TsSPI、80 ng/μL dsRNA-TsSPI 处理组 *TsSPI* 基因相对表达量分别约为 67.6%、46.5%、26.4%、22.8%，可见 dsRNA-TsSPI 的沉默效果也是剂量依赖性的，虽然 80 ng/μL dsRNA-TsSPI 诱导的沉默效率最佳，但 60 ng/μL dsRNA-TsSPI 和 80 ng/μL dsRNA-TsSPI 处理组间无显著差异。因此，选择 60 ng/μL dsRNA-TsSPI 进行下一步实验。

表 3-3　不同浓度 dsRNA-TsSPI 对 *TsSPI* 基因相对表达量的影响

实验分组	相对表达量/%
20 ng/μL dsRNA-TsSPI 组	67. 61277±9. 351676***
40 ng/μL dsRNA-TsSPI 组	46. 52272±5. 919916***
60 ng/μL dsRNA-TsSPI 组	26. 36582±6. 729547***
80 ng/μL dsRNA-TsSPI 组	22. 78833±6. 953754***

注:*** 表示 $p < 0.001$。

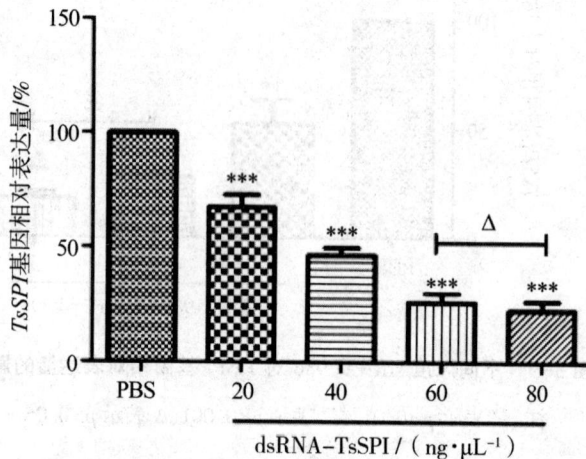

图 3-10　不同浓度 dsRNA-TsSPI 对 *TsSPI* 基因相对表达量的影响

注:*** 表示 $p < 0.001$,Δ 表示 $p > 0.05$。

3.2.4　不同 RNAi 对 *TsSPI* 基因转录水平的影响

3.2.4.1　不同 RNAi 对 *TsSPI* 基因转录水平的影响

笔者利用阳性脂质体辅助浸泡的方法将 2 μmol/L siRNA-153、2 μmol/L

siRNA-479、2 μmol/L siRNA-986、2 μmol/L control siRNA、60 ng/μL dsRNA-TsSPI、60 ng/μL control dsRNA 导入旋毛虫肌幼虫,分别记为 siRNA-153 组、siRNA-479 组、siRNA-986 组、control siRNA 组、dsRNA 组、control dsRNA 组,3 d 后,提取虫体 mRNA,反转录为 cDNA 后用 qPCR 检测 TsSPI 基因转录水平,以 GAPDH 为内参,计算各处理组相对于内参的相对表达量,以 PBS 组为空白对照组,结果以空白对照组百分比形式表示,不同 RNAi 对 TsSPI 基因相对表达量的影响如表 3-4 和图 3-11 所示。

与 PBS 空白对照组相比,control siRNA 和 control dsRNA 组 TsSPI 基因相对表达量无显著差异($p > 0.05$)。siRNA-153、siRNA-479、siRNA-986、dsRNA 组 TsSPI 基因相对表达量分别约为 68.0%、46.0%、31.1%、31.6%。与 PBS 空白对照组相比,siRNA-153 组 TsSPI 基因相对表达量显著降低($p < 0.01$),siRNA-986、dsRNA 组 TsSPI 基因相对表达量极显著降低($p < 0.001$);siRNA-986 和 dsRNA 组间无显著差异($p > 0.05$)。考虑到经济因素,因此选择 60 ng/μL dsRNA-TsSPI 进行下一步实验。

表 3-4　不同 RNAi 对 TsSPI 基因相对表达量的影响

实验分组	相对表达量/%
control siRNA 组	96.73595±12.00536
control dsRNA 组	96.84455±22.15205
siRNA-153 组	68.04677±9.814618[**]
siRNA-479 组	46.02375±6.816329[***]
siRNA-986 组	31.14124±8.969597[***]
dsRNA 组	31.58156±9.097936[***]

注:[**] 表示 $p < 0.01$,[***] 表示 $p < 0.001$。

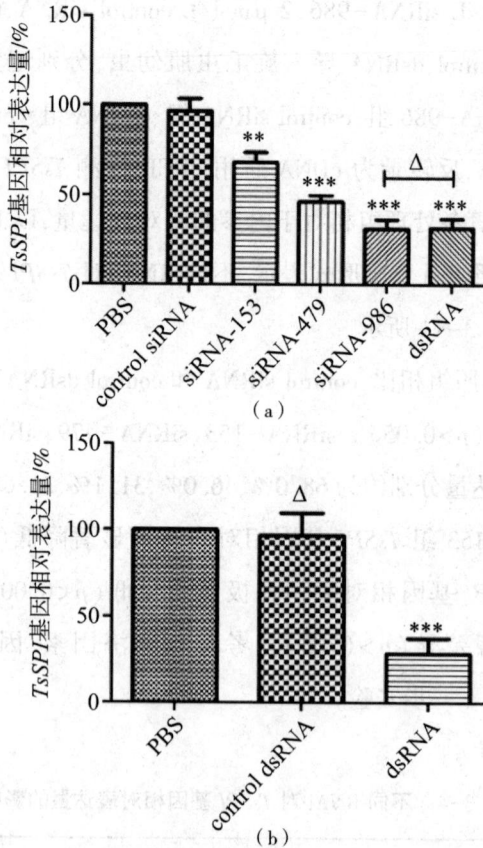

图 3-11　不同 RNAi 对 *TsSPI* 基因相对表达量的影响

注: ** 表示 $p<0.01$, *** 表示 $p<0.001$, Δ 表示 $p>0.05$。

3.2.4.2　不同 RNAi 对 TsSPI 蛋白表达水平的影响

当旋毛虫肌幼虫在 2 μmol/L siRNA-153、2 μmol/L siRNA-479、2 μmol/L siRNA-986、2 μmol/L control siRNA、60 ng/μL dsRNA-TsSPI 中, 分别记为 siRNA-153 组、siRNA-479 组、siRNA-986 组、control siRNA 组、dsRNA 组, 浸泡 3 d 后, 提取虫体粗蛋白, 用 western blot 检测各处理组中目的蛋白含量。由图 3-12(a)可知, 各组内参 GAPDH 蛋白质条带信号基本相同, 说明各组蛋白质浓度基本相同。此外, 目的基因蛋白质条带清晰, 且与 PBS 空白对照组相比, 各处理组蛋白质条带信号明显减弱。

　　将 western blot 结果用 ImageJ 进行灰度分析,以 GAPDH 为内参,计算各处理组相对于内参的相对表达量,以 PBS 组为空白对照组,结果以空白对照组百分比形式表示。由图 3-12(b)可知,western blot 结果与 qPCR 结果一致,与 PBS 空白对照组相比,control siRNA 组 TsSPI 蛋白相对表达量无显著差异($p>0.05$),而 siRNA-153、siRNA-479、siRNA-986、dsRNA 组 TsSPI 蛋白相对表达量均极显著降低($p<0.001$),分别为 64.5%、53.6%、32.9% 和 32.4%。其中 siRNA-986 与 dsRNA 组 TsSPI 蛋白相对表达量降低最多,且二者差异不显著($p>0.05$)。

　　由 qPCR 和 western blot 结果可知,各处理组对 TsSPI mRNA 或蛋白质表达均有显著沉默效果,siRNA-986 和 dsRNA-TsSPI 对 TsSPI mRNA 或蛋白质表达表现出最佳沉默效果,但 siRNA-986 与 dsRNA-TsSPI 间无显著差异($p>0.05$)。考虑到经济成本,因此选择 60 ng/μL dsRNA-TsSPI 进行下一步实验。

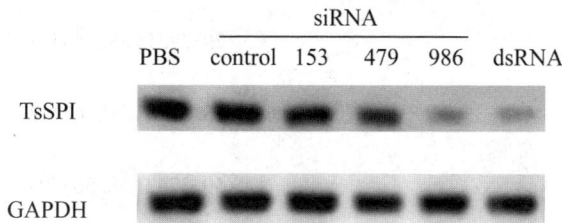

(a)各实验组 western blot 检测结果

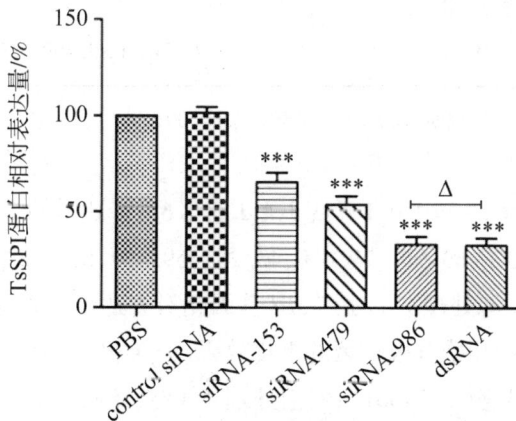

(b)western blot 检测结果的灰度分析

图 3-12　不同 RNAi 对 TsSPI 蛋白相对表达量的影响

注:*** 表示 $p<0.001$,Δ 表示 $p>0.05$。

3.2.5 dsRNA-TsSPI 干扰的时间效应

将旋毛虫经 60 ng/μL dsRNA-TsSPI 浸泡 1 d、2 d、3 d、4 d、5 d、6 d、7 d 后，笔者以 *GAPDH* 为内参，计算各组相对于内参的相对表达量，以 PBS 组为空白对照组，结果以空白对照组百分比形式表示，具体数据如表 3-5 所示。

表 3-5 dsRNA-TsSPI 干扰的时间效应

干扰时间/d	相对表达量/%
1	77.98449±12.06202
2	63.87879±9.267473 **
3	29.39314±8.658577 ***
4	43.23981±10.66412 ***
5	59.37421±8.565795 ***
6	61.53552±5.922022 **
7	72.76316±9.469638 *

注：* 表示 $p<0.05$，** 表示 $p<0.01$，*** 表示 $p<0.001$。

如图 3-13 所示，处理 1 d、2 d、3 d、4 d、5 d、6 d、7 d 时的 *TsSPI* 基因相对表达量分别约为 78.0%、63.9%、29.4%、43.2%、59.4%、61.5%、72.8%。与 PBS 空白对照组相比，浸泡处理 1 d 时，*TsSPI* 基因相对表达量开始降低，但差异不显著；浸泡处理 2 d 时，开始有极显著的干扰效果（$p<0.01$）；浸泡处理 3 d 时，干扰效果最好，差异极显著（$p<0.001$）；浸泡处理 4 d 时，干扰效果开始减弱；直到浸泡处理 7 d 时，依旧有显著的干扰效果（$p<0.05$）。

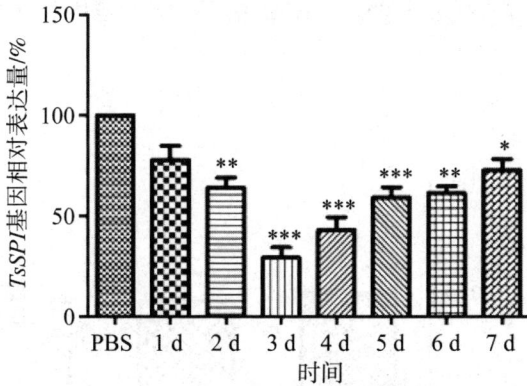

图 3-13 dsRNA-TsSPI 干扰的时间效应

注：* 表示 $p<0.05$，** 表示 $p<0.01$，*** 表示 $p<0.001$。

3.2.6 dsRNA-TsSPI 干扰的基因特异性

笔者检测了 dsRNA-TsSPI 处理后的旋毛虫 Kazal 型丝氨酸蛋白酶抑制剂 (TsKaSPI，TsSPI 同家族且功能相近的蛋白)的基因转录水平及蛋白表达水平是否受到影响。

用 60 ng/μL control dsRNA、60 ng/μL dsRNA-TsSPI 浸泡处理旋毛虫肌幼虫，分别记为 control dsRNA 组、dsRNA 组，3 d 后，检测 *TsSPI* 和 *TsKaSPI* 基因相对表达量。提取各组虫体 RNA，利用 qPCR 检测 *TsSPI* 基因转录水平，以 *GAP-DH* 为内参，计算各处理组相对于内参的相对表达量，以 PBS 组为空白对照组，结果以空白对照组的百分比形式表示，具体数据如表 3-6 所示。

表 3-6 dsRNA-TsSPI 干扰的基因特异性

实验分组	相对表达量/%
control dsRNA 组	96.73595±21.57713
dsRNA 组	97.53161±11.54012

如图 3-14 所示,与 PBS 空白对照组相比,control dsRNA 组 *TsKaSPI* 基因相对表达量无显著差异($p>0.05$),dsRNA 组 *TsKaSPI* 基因相对表达量无显著差异($p>0.05$)。

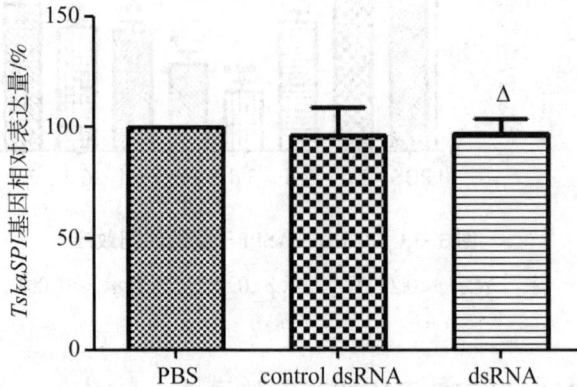

图 3-14　dsRNA-TsSPI 干扰的基因特异性

注:Δ 表示 $p>0.05$。

笔者提取了各处理组虫体粗蛋白,采用 western blot 检测 TsSPI 蛋白表达水平差异。如图 3-15 所示,各组内参 GAPDH 蛋白质条带信号基本相同,说明各处理组蛋白质浓度基本相同。此外,目的基因蛋白质条带清晰,与 PBS 空白对照组相比,dsRNA 组 TsSPI 的条带信号明显减弱,而 TsKaSPI 的条带信号没有变化。将 western blot 结果用 ImageJ 进行灰度分析,以 GAPDH 为内参,计算各处理组相对于内参的相对表达量,以 PBS 组为空白对照组,结果以空白对照组百分比形式表示。western blot 结果与 qPCR 结果一致,经 dsRNA-TsSPI 浸泡 3 d 后,与 PBS 空白对照组相比,TsSPI 蛋白相对表达量极显著降低($p<0.001$),但 TsKaSPI 蛋白相对表达量没有显著变化($p>0.05$)。以上结果说明所选用的 dsRNA-TsSPI 干扰具有基因特异性。

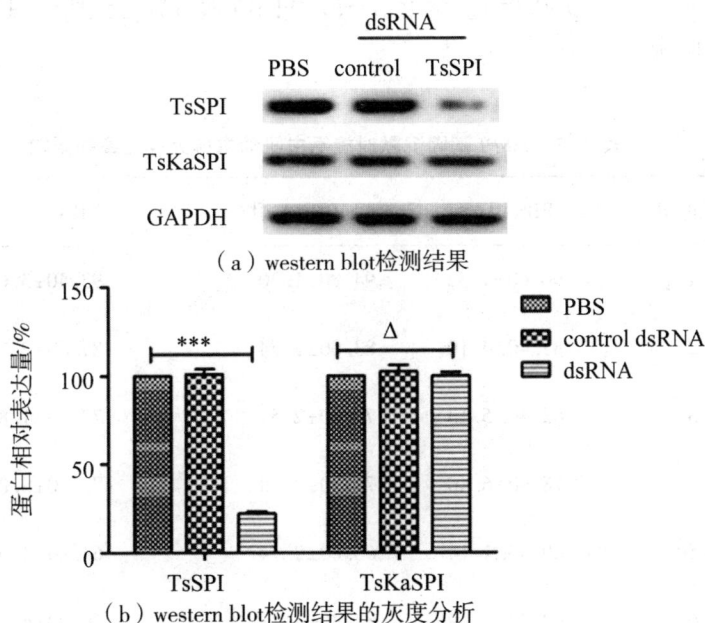

（a）western blot检测结果

（b）western blot检测结果的灰度分析

图 3-15　dsRNA-TsSPI 干扰的基因特异性

注：*** 表示 $p<0.001$，Δ 表示 $p>0.05$。

3.3　*TsSPI* 基因沉默对旋毛虫肌幼虫体外存活率及入侵肠上皮细胞的影响

3.3.1　*TsSPI* 基因沉默对旋毛虫肌幼虫体外存活率的影响

当旋毛虫肌幼虫在 control dsRNA、dsRNA-TsSPI 中连续浸泡 6 d，记录每天各组旋毛虫肌幼虫体外存活率，*TsSPI* 基因沉默对旋毛虫肌幼虫体外存活率的影响见表 3-7 和图 3-16。

结果表明，与 PBS 空白对照组相比，control dsRNA 组和 dsRNA 组的肌幼虫体外存活率均稍有降低,但无显著差异($p>0.05$),且 control dsRNA 组与 dsRNA 组间无显著差异($p>0.05$)。综上,$TsSPI$ 基因沉默对旋毛虫肌幼虫体外存活率无显著影响。

表 3-7　$TsSPI$ 基因沉默对旋毛虫肌幼虫体外存活率的影响

时间/d	PBS 组/%	control dsRNA 组/%	dsRNA 组/%
1	96.60±1.52	94.80±1.30	93.40±3.65
2	87.40±4.10	83.00±2.74	81.60±2.88
3	83.40±5.13	77.60±2.51	77.60±1.82
4	78.00±6.40	74.20±2.68	73.60±3.05
5	69.40±1.14	66.00±2.74	64.80±4.66
6	62.20±3.19	57.20±3.11	56.00±6.52

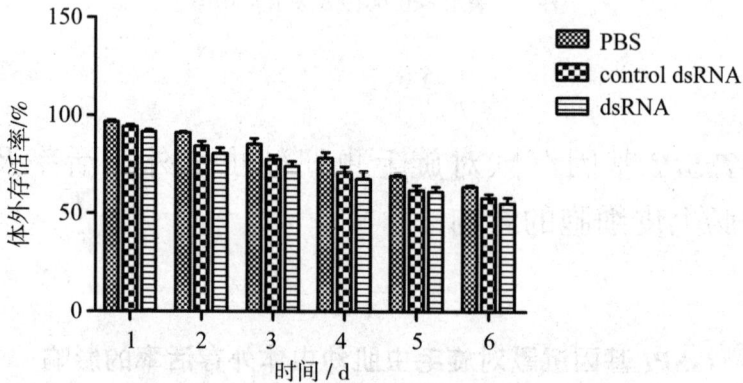

图 3-16　$TsSPI$ 基因沉默对旋毛虫肌幼虫体外存活率的影响

3.3.2　*TsSPI* 基因沉默对旋毛虫肌幼虫体外入侵肠上皮细胞的影响

笔者用浸泡法将 control dsRNA、dsRNA-TsSPI 导入旋毛虫肌幼虫体内,分别记为 control dsRNA 组、dsRNA 组,以 PBS 组为空白对照组,3 d 后,将肌幼虫激活为感染性幼虫并制成含琼脂的细胞悬液,向各处理组虫体悬液中加入预先铺好的 Caco-2 细胞,2 h 后,在倒置显微镜下观察,可以明显地看到部分幼虫侵入 Caco-2 细胞并在单层中迁移。如图 3-17(a)所示,图中白色箭头所指的位置为幼虫头部侵入细胞单层。*TsSPI* 基因沉默对肌幼虫体外入侵肠上皮细胞的影响见表 3-8 和图 3-17(b)。结果表明,随着时间的推移,大部分虫体开始入侵肠上皮细胞,而与 PBS 空白对照组相比,dsRNA 介导的 *TsSPI* 沉默极显著抑制了虫体对 Caco-2 单层的侵袭($p < 0.01$、$p < 0.001$),而且 PBS 空白对照组和 control dsRNA 组在抑制虫体入侵方面无显著差异($p > 0.05$)。以上结果说明 *TsSPI* 沉默在旋毛虫入侵肠上皮细胞中发挥重要作用。入侵过程见附录 3。

表 3-8　*TsSPI* 基因沉默对旋毛虫肌幼虫肠道入侵率的影响

时间/h	PBS 组/%	control dsRNA 组/%	dsRNA 组/%
1	30.00±3.67	29.20±3.56	22.60±3.05
2	35.40±5.03	34.40±2.70	24.40±4.56
3	43.00±5.43	41.20±7.63	29.60±4.31
4	46.80±4.32	44.60±5.22	34.00±3.54
5	48.80±4.66	47.60±3.65	38.40±6.35

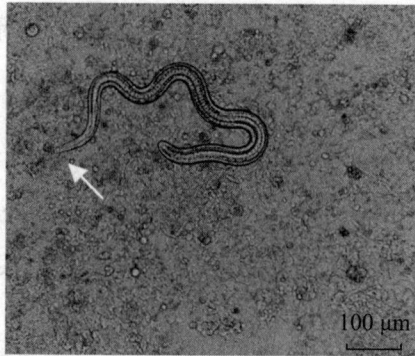

（a）旋毛虫肌幼虫侵入 Caco-2 并在单层中迁移

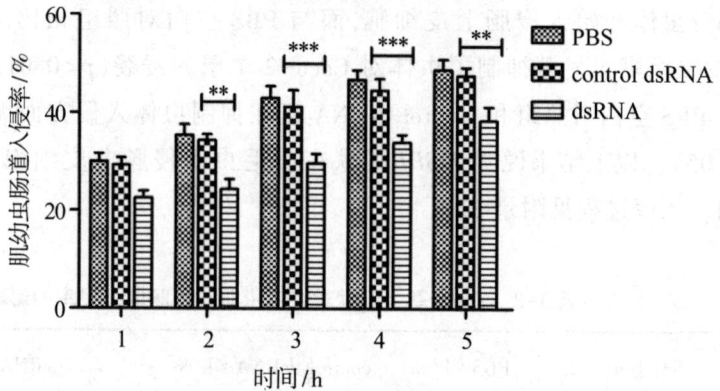

（b）浸泡后肌幼虫入侵率

图 3-17　*TsSPI* 基因沉默对旋毛虫肌幼虫体外入侵肠上皮细胞的影响

注：** 表示 $p<0.01$，*** 表示 $p<0.001$。

3.4　*TsSPI* 基因沉默对旋毛虫肌幼虫入侵宿主肠道和发育的影响

3.4.1　*TsSPI* 基因沉默对旋毛虫成虫荷的影响

笔者用浸泡法将 60 ng/μL control dsRNA 和 dsRNA-TsSPI 分别导入旋毛虫

肌幼虫中,分别记为 control dsRNA 组和 dsRNA 组,以 PBS 组为空白对照组,经口感染实验小鼠,4 d 后剖杀小鼠,*TsSPI* 基因沉默对旋毛虫成虫荷的影响见表 3-9 和图 3-18。结果表明:与 PBS 空白对照组相比,control dsRNA 组成虫荷无显著差异;与 control dsRNA 组相比,用 *TsSPI* 基因沉默的旋毛虫感染小鼠后,肠道成虫荷减少 56.0%,差异极显著($p<0.001$)。

表 3-9　*TsSPI* 基因沉默对旋毛虫成虫荷的影响

实验分组	成虫荷
PBS 组	106.4±21.16129
control dsRNA 组	108.6±19.13897
dsRNA 组	47.8±15.61089 ***

注: *** 表示 $p<0.001$。

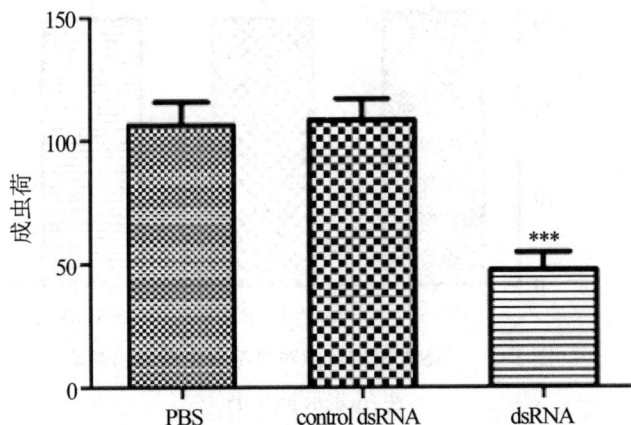

图 3-18　*TsSPI* 基因沉默对旋毛虫成虫荷的影响

注: *** 表示 $p<0.001$。

3.4.2　*TsSPI* 基因沉默对旋毛虫生殖力的影响

取每组 100 只成虫体外培养,*TsSPI* 基因沉默对旋毛虫生殖力的影响如表 3-10 和图 3-19 所示。结果表明:与 PBS 空白对照组相比,control dsRNA 组新生幼虫数量无显著差异,$TsSPI$基因沉默的旋毛虫产出的新生幼虫数量无显著差异($p>0.05$)。以上结果说明 $TsSPI$ 基因沉默不影响旋毛虫生殖力。

表 3-10　$TsSPI$ 基因沉默对旋毛虫生殖力的影响

实验分组	新生幼虫数量
PBS 组	31.2±4.764452
control dsRNA 组	30.6±7.334848
dsRNA 组	30.6±7.95613

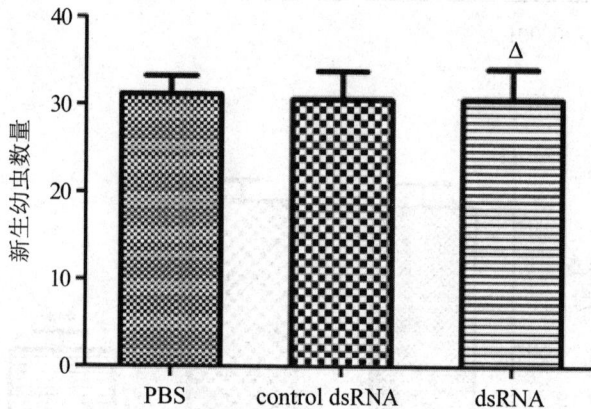

图 3-19　$TsSPI$ 基因沉默对旋毛虫生殖力的影响

注:Δ 表示 $p>0.05$。

3.4.3　$TsSPI$ 基因沉默对 LPG 的影响

将剩余小鼠继续培养至 40 d 后剖杀,收集并计数小鼠肌肉中肌幼虫数量,从而得出 LPG。$TsSPI$ 基因沉默对 LPG 的影响如表 3-11 和图 3-20 所示。结果表明:与 PBS 空白对照组相比,control dsRNA 组 LPG 无显著差异;与 control dsRNA 组相比,用 $TsSPI$ 基因沉默的旋毛虫感染小鼠后,LPG 降低

53.9%,差异显著($p<0.05$)。

表 3-11　*TsSPI* 基因沉默对 LPG 的影响

实验分组	LPG
PBS 对照组	8336.8±2698.624
control dsRNA 组	7870.8±2676.617
dsRNA 组	3631.4±1570.957*

注:*表示 $p<0.05$。

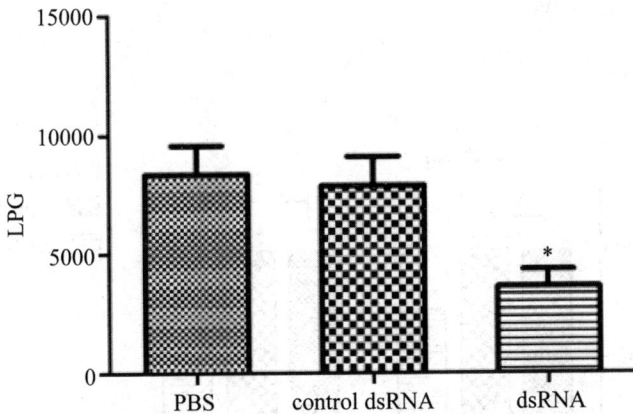

图 3-20　*TsSPI* 基因沉默对 LPG 的影响

注:*表示 $p<0.05$。

由以上结果可知:*TsSPI* 基因沉默并不影响旋毛虫的体外存活率和生殖力;但显著影响旋毛虫肌幼虫体外入侵肠上皮细胞,在宿主体内入侵肠道,发育为成虫并最终发育成肌幼虫。因此,*TsSPI* 基因在旋毛虫入侵宿主肠上皮细胞并成功发育的过程中发挥重要的作用,推测 *TsSPI* 并非作用于虫体自身,而是在旋毛虫入侵过程中,通过某种方式参与旋毛虫与宿主的相互作用,从而对旋毛虫的入侵发挥促进作用。

3.5　*TsSPI* 基因沉默的遗传性分析

为了验证 dsRNA-TsSPI 干扰的遗传性,笔者用旋毛虫肌幼虫感染小鼠,4 d
后收集成虫,40 d 后收集子一代肌幼虫,提取各组虫体 RNA,利用 qPCR 检测
TsSPI 基因转录水平。*TsSPI* 基因沉默的遗传性分析如图 3-21 所示。结果表
明:control dsRNA 组与 PBS 空白对照组的成虫和 P1 代肌幼虫 *TsSPI* 基因相对
表达量无显著差异($p > 0.05$);与 control dsRNA 组相比,dsRNA 处理组成虫
TsSPI 基因相对表达量极显著降低($p < 0.01$),为 72.69%;与 control dsRNA 组相
比,dsRNA 处理组 P1 代肌幼虫 *TsSPI* 基因相对表达量稍有降低,为 85.71%,但
差异不显著($p > 0.05$)。

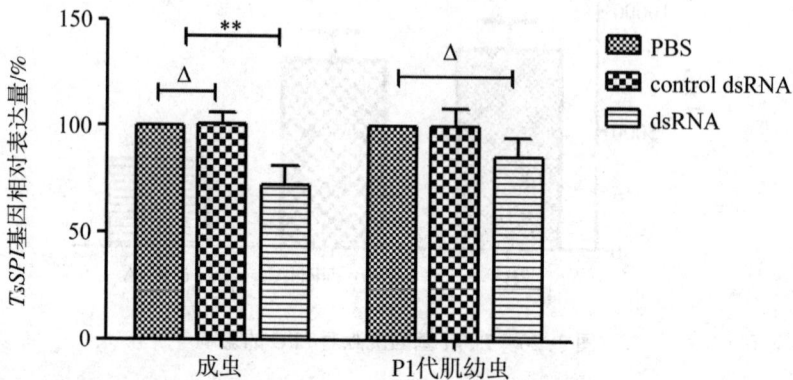

图 3-21　*TsSPI* 基因沉默的遗传性分析

注:** 表示 $p < 0.01$,Δ 表示 $p > 0.05$。

3.6　*TsSPI* 基因沉默对感染旋毛虫的小鼠免疫相关因子表达量的影响

3.6.1　*TsSPI* 基因沉默对感染旋毛虫的小鼠腹腔巨噬细胞培养上清中细胞因子表达量的影响

实验小鼠分为 4 组:未感染旋毛虫(control)、感染未经任何处理的旋毛虫(Ts-untreated)、感染经过 control dsRNA 处理的旋毛虫(Ts-control dsRNA)、感染经过 dsRNA-TsSPI 处理的旋毛虫(Ts-dsRNA-TsSPI)。感染后 4 d、7 d 将 4 组小鼠断颈处死,取腹腔巨噬细胞体外培养 12 h,取出培养液上清,用 ELISA 检测试剂盒检测小鼠腹腔巨噬细胞培养上清中细胞因子表达量。各组小鼠血清中细胞因子表达量变化趋势与巨噬细胞培养上清中细胞因子表达量变化趋势大体相似,具体结果见附录 4。

笔者比较了各组小鼠在感染旋毛虫后不同时间的巨噬细胞培养上清中细胞因子表达量,感染未经任何处理的旋毛虫的小鼠腹腔巨噬细胞培养上清中细胞因子表达量如图 3-22 所示。感染未经任何处理的旋毛虫后 4 d,与感染旋毛虫 0 d 的小鼠相比,小鼠腹腔巨噬细胞培养上清中促炎性细胞因子(TNF-α、IL-6、IL-1β、IL-12)和抗炎性细胞因子(IL-10、TGF-β)的表达量均不同程度地升高,且差异达显著或极显著水平。感染后 7 d 小鼠腹腔巨噬细胞培养上清中各细胞因子表达量均高于感染 0 d。与感染后 4 d 相比,感染后 7 d 的小鼠腹腔巨噬细胞培养上清中 IL-1β 表达量略有升高,且差异不显著($p > 0.05$);其余促炎性细胞因子(TNF-α、IL-6、IL-12)表达量均不同程度地降低,且差异显著($p < 0.05$);抗炎性细胞因子(TGF-β、IL-10)表达量略有降低,但差异不显著($p > 0.05$)。

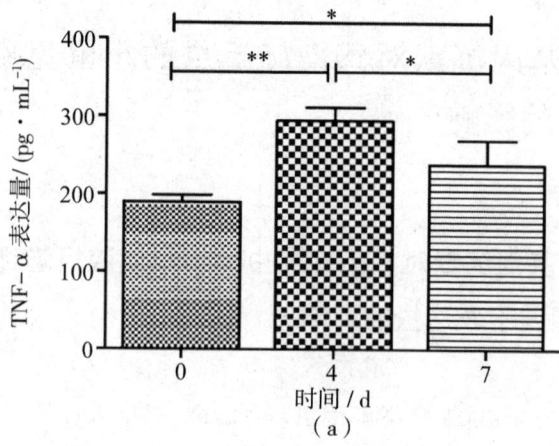

（a）

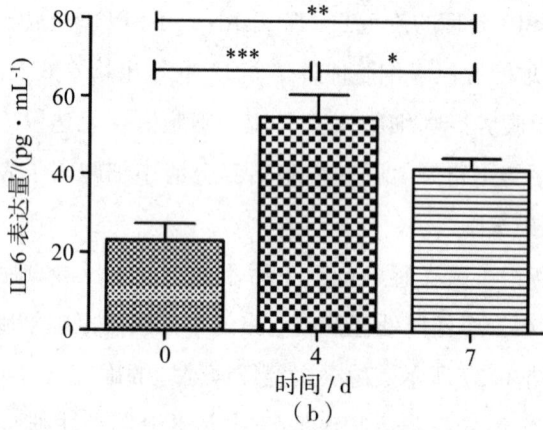

（b）

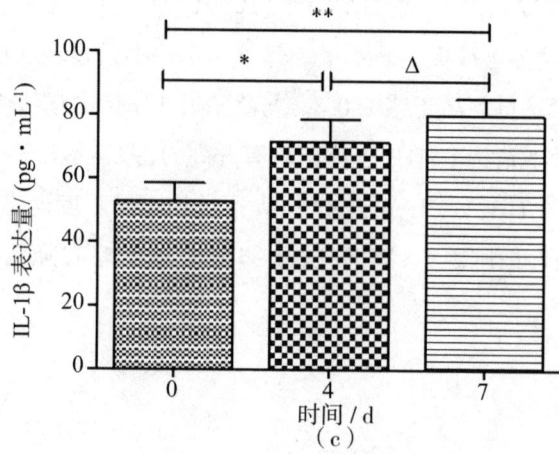

（c）

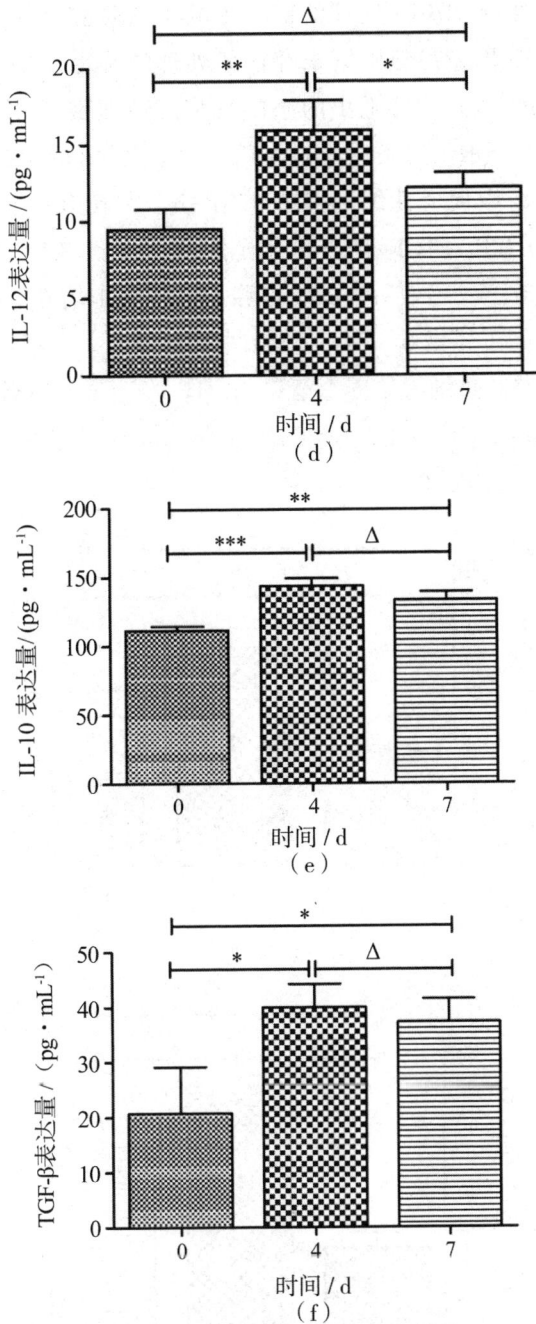

图 3-22　感染未经任何处理的旋毛虫的小鼠腹腔巨噬细胞培养上清中细胞因子表达量

注：* 表示 $p < 0.05$，** 表示 $p < 0.01$，*** 表示 $p < 0.001$，Δ 表示 $p > 0.05$。

感染经过 dsRNA-TsSPI 处理的旋毛虫的小鼠腹腔巨噬细胞培养上清中细胞因子表达量变化趋势与感染未经任何处理的旋毛虫的小鼠相似。感染经过 dsRNA-TsSPI 处理的旋毛虫的小鼠腹腔巨噬细胞培养上清中细胞因子表达量如图 3-23 所示。感染后 4 d,与感染旋毛虫 0 d 的小鼠相比,小鼠腹腔巨噬细胞培养上清中促炎性细胞因子(TNF-α、IL-6、IL-1β、IL-12)表达量极显著升高($p<0.001$),TGF-β 表达量显著升高($p<0.05$),IL-10 表达量极显著升高($p<0.001$)。感染后 7 d,小鼠腹腔巨噬细胞培养上清中各细胞因子表达量均极显著高于感染 0 d 时($p<0.01$、$p<0.001$)。与感染后 4 d 相比,感染后 7 d 小鼠腹腔巨噬细胞培养上清中 IL-1β 表达量略有升高,但差异不显著($p>0.05$);TNF-α、IL-6、IL-12、TGF-β 表达量显著降低($p<0.05$),IL-10 表达量极显著降低($p<0.01$)。

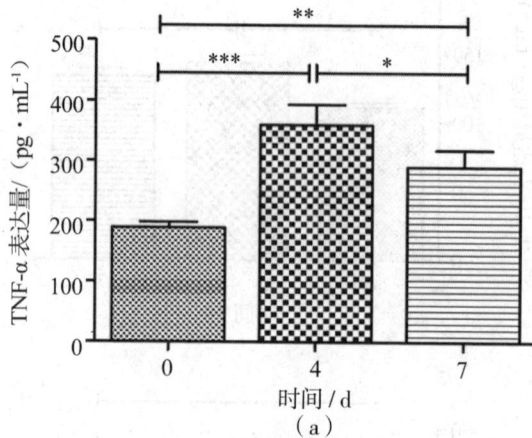
（a）

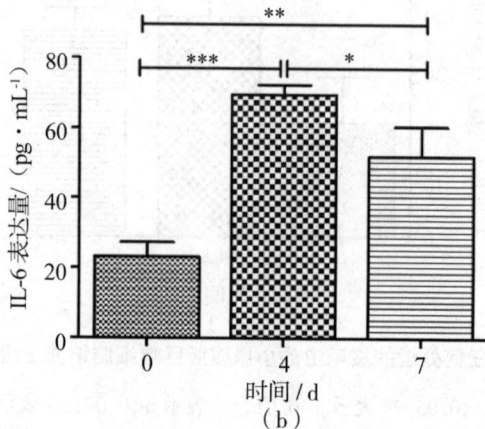
（b）

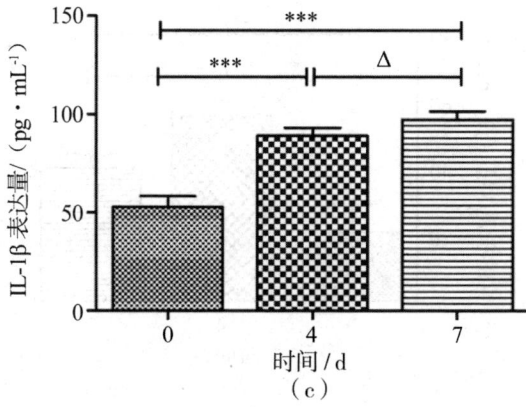

（c）

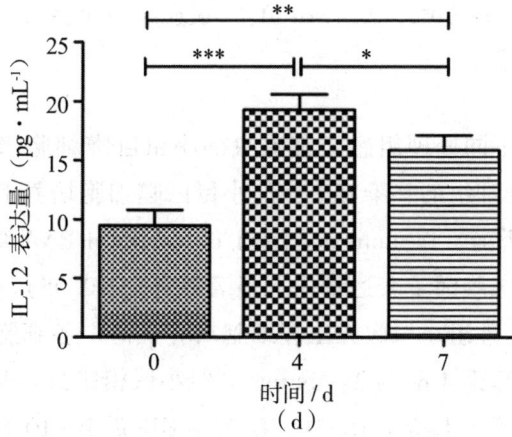

（d）

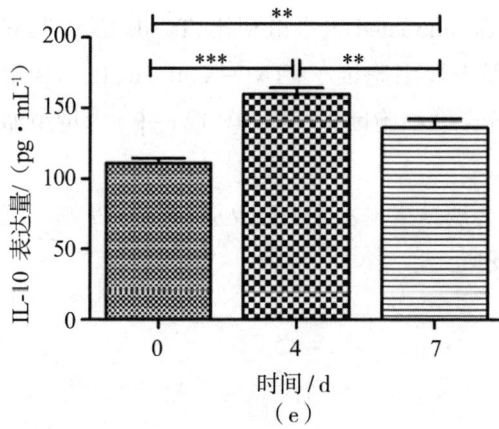

（e）

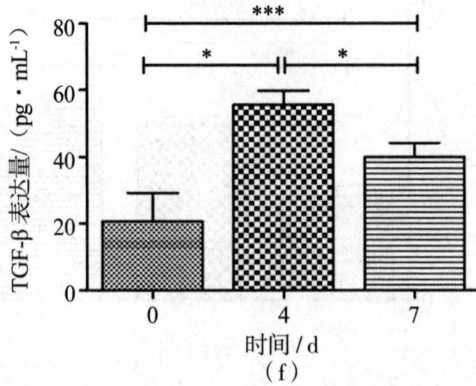

图3-23　感染经过 dsRNA-TsSPI 处理的旋毛虫的小鼠腹腔巨噬细胞培养上清中细胞因子表达量

注: * 表示 $p<0.05$, ** 表示 $p<0.01$, *** 表示 $p<0.001$, Δ 表示 $p>0.05$。

　　笔者比较了不同处理组感染旋毛虫的小鼠巨噬细胞培养上清中细胞因子表达量,不同处理组的感染旋毛虫的小鼠巨噬细胞培养上清中细胞因子表达量如图3-24所示。Ts-untreated 组与 Ts-control dsRNA 组小鼠腹腔巨噬细胞培养上清中各细胞因子表达量均无显著差异($p>0.05$)。与 control 组小鼠相比,其他3个处理组小鼠腹腔巨噬细胞培养上清中各细胞因子含量均显著或极显著升高。感染4 d,与 Ts-untreated 组小鼠相比,Ts-dsRNA-TsSPI 组小鼠腹腔巨噬细胞培养上清中 IL-1β、IL-12、TGF-β、IL-10 表达量均显著升高($p<0.05$),TNF-α、IL-6 表达量极显著升高($p<0.01$)。

　　感染7 d,与 Ts-untreated 组小鼠相比,Ts-dsRNA-TsSPI 组小鼠腹腔巨噬细胞培养上清中促炎性细胞因子(TNF-α、IL-6、IL-1β、IL-12)含量均显著升高($p<0.05$),抗炎性细胞因子(IL-10、TGF-β)含量虽略有升高,但差异不显著($p>0.05$)。

　　综上,旋毛虫会诱导宿主发生炎症反应,而 *TsSPI* 基因沉默会增强由旋毛虫感染引起的炎症反应。

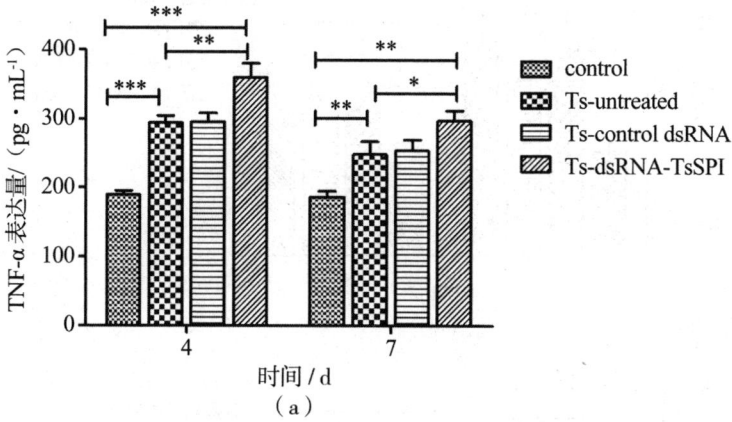

（a）

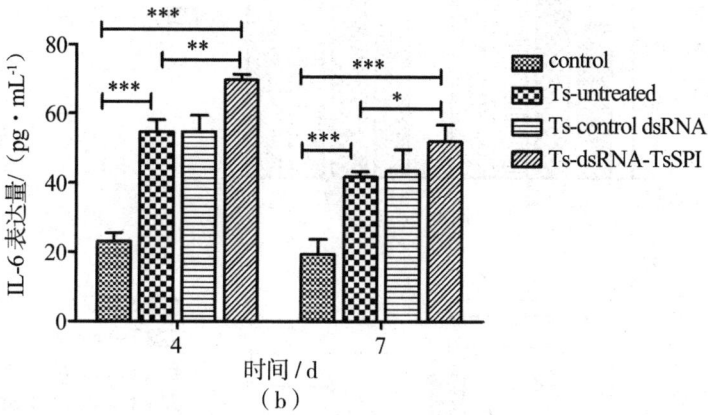

（b）

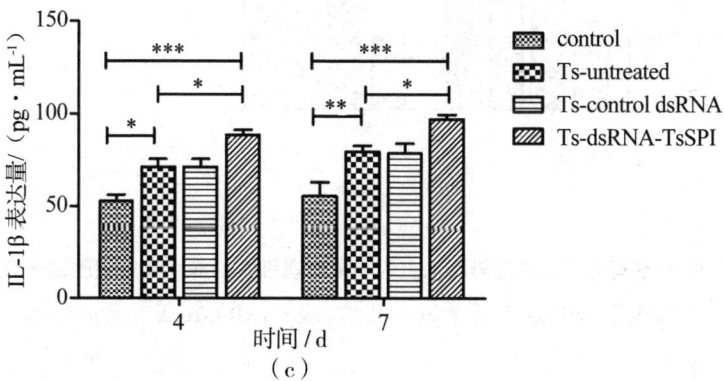

（c）

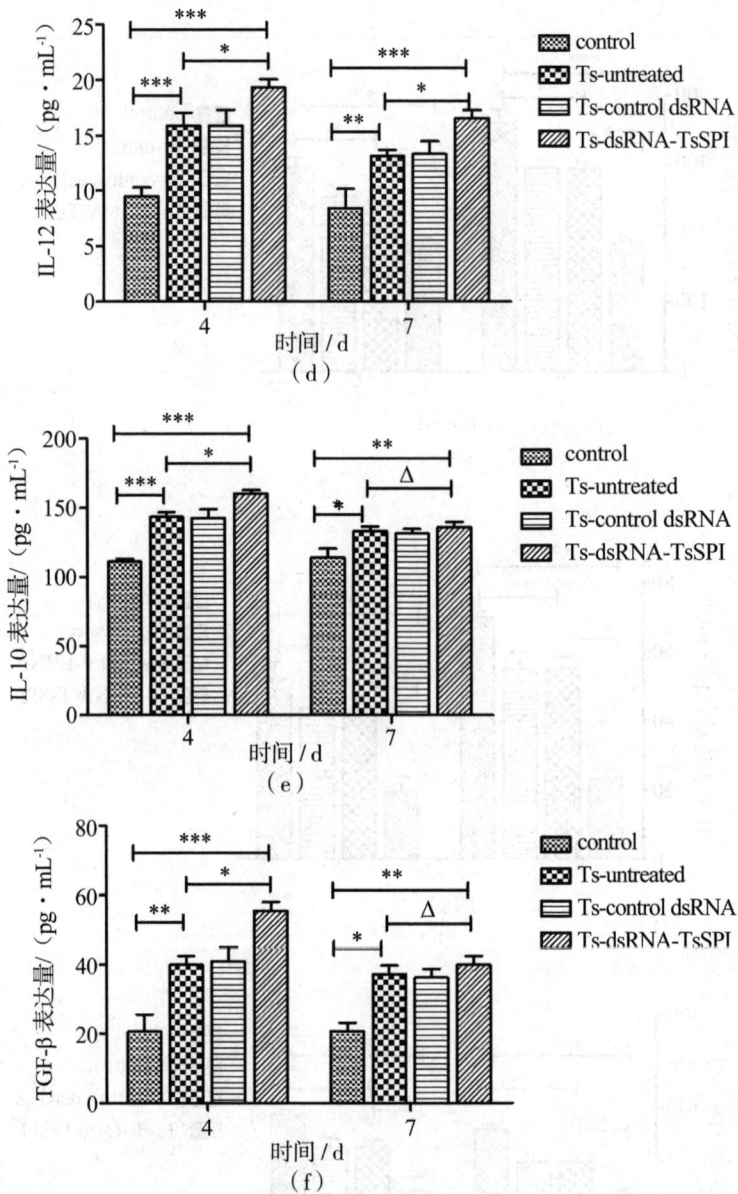

图 3-24   不同处理组的感染旋毛虫的小鼠巨噬细胞培养上清中细胞因子表达量

注：* 表示 $p<0.05$，** 表示 $p<0.01$，*** 表示 $p<0.001$，Δ 表示 $p>0.05$。

3.6.2　*TsSPI* 基因沉默对感染旋毛虫的小鼠腹腔巨噬细胞中效应因子表达量的影响

分别在感染旋毛虫后 4 d、7 d 断颈处死各小鼠,取腹腔巨噬细胞,体外培养至贴壁,提取贴壁细胞 RNA 并进行反转录,用 qPCR 检测各组小鼠腹腔巨噬细胞中效应因子 iNOS、Arg-1 表达水平。

笔者比较了感染旋毛虫的小鼠腹腔巨噬细胞中效应因子 iNOS、Arg-1 的相对表达量(图 3-25)。与感染 0 d 相比,Ts-untreated 组感染后 4 d 小鼠腹腔巨噬细胞中效应因子 iNOS、Arg-1 相对表达量均极显著升高($p<0.01$)。与感染 0 d 相比,Ts-untreated 组感染后 7 d 小鼠腹腔巨噬细胞中效应因子 Arg-1 相对表达量极显著升高($p<0.01$),效应因子 iNOS 相对表达量显著升高($p<0.05$)。与感染 4 d 相比,Ts-untreated 组感染后 7 d 小鼠腹腔巨噬细胞中效应因子 Arg-1 相对表达量极显著升高($p<0.01$),效应因子 iNOS 相对表达量略有降低且差异不显著($p>0.05$)。

感染经过 dsRNA-TsSPI 处理的旋毛虫的小鼠腹腔巨噬细胞中效应因子 iNOS、Arg-1 相对表达量趋势大体与感染未经任何处理的旋毛虫的小鼠变化趋势相似。与感染 0 d 相比,Ts-dsRNA-TsSPI 组感染后 4 d 小鼠腹腔巨噬细胞中效应因子 iNOS 相对表达量极显著升高($p<0.001$),Arg-1 相对表达量显著升高($p<0.05$)。与感染 0 d 相比,Ts-dsRNA-TsSPI 组感染后 7 d 小鼠腹腔巨噬细胞中效应因子 iNOS、Arg-1 相对表达量极显著升高($p<0.001$、$p<0.01$)。与感染 4 d 相比,感染后 7 d 小鼠腹腔巨噬细胞中效应因子 iNOS 相对表达量极显著降低($p<0.01$),效应因子 Arg-1 相对表达量略有升高且差异不显著($p>0.05$)。

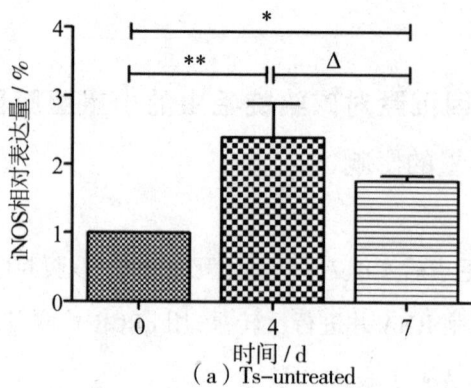

（a）Ts-untreated

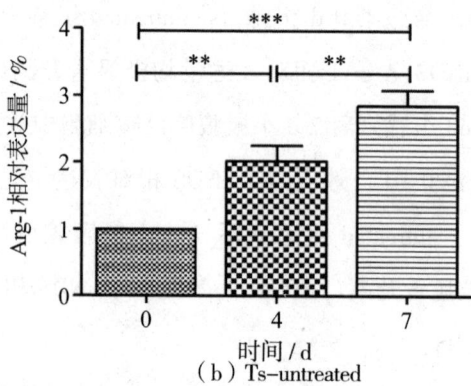

（b）Ts-untreated

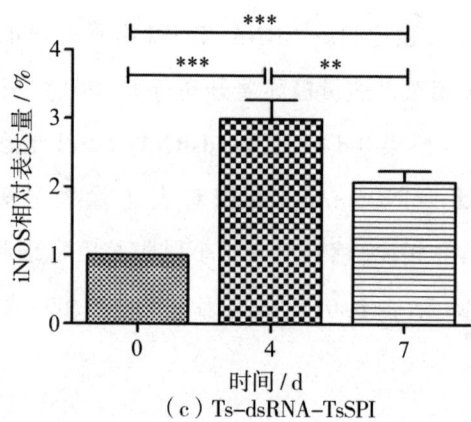

（c）Ts-dsRNA-TsSPI

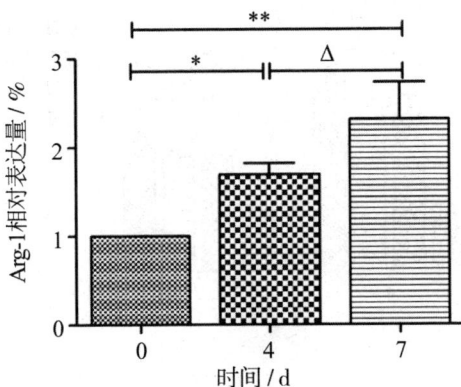

图 3-25　感染旋毛虫的小鼠腹腔巨噬细胞中效应因子相对表达量

注: * 表示 $p<0.05$, ** 表示 $p<0.01$, *** 表示 $p<0.001$, Δ 表示 $p>0.05$。

笔者比较了不同处理组小鼠腹腔巨噬细胞中效应因子 iNOS、Arg-1 相对表达量,不同处理组小鼠腹腔巨噬细胞中效应因子相对表达量如图 3-26 所示。Ts-untreated 组与 Ts-control dsRNA 组小鼠腹腔巨噬细胞中各效应因子相对表达量均无显著差异($p>0.05$)。与 control 组小鼠相比,3 个处理组小鼠腹腔巨噬细胞中效应因子 iNOS、Arg-1 相对表达量均极显著升高($p<0.001$)。感染后 4 d,与 Ts-untreated 组小鼠相比,Ts-dsRNA-TsSPI 组小鼠腹腔巨噬细胞中效应因子 iNOS 相对表达量显著升高($p<0.05$),效应因子 Arg-1 相对表达量显著降低($p<0.05$)。感染后 7 d,与 Ts-untreated 组小鼠相比,Ts-dsRNA-TsSPI 组小鼠腹腔巨噬细胞中效应因子 iNOS 相对表达量极显著升高($p<0.01$),效应因子 Arg-1 相对表达量极显著降低($p<0.01$)。

感染旋毛虫会诱导小鼠腹腔巨噬细胞中效应因子 iNOS、Arg-1 相对表达量升高;感染后 7 d 巨噬细胞中效应因子 iNOS 相对表达量下降,效应因子 Arg-1 相对表达量继续升高。因此,TsSPI 基因沉默会促进效应因子 iNOS 表达,抑制效应因子 Arg-1 表达。

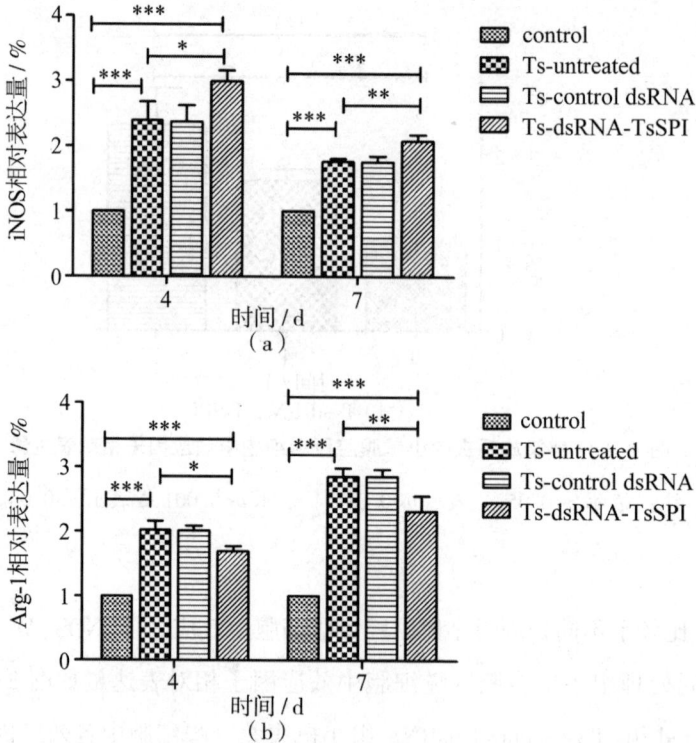

图 3-26　不同处理组感染旋毛虫的小鼠腹腔巨噬细胞中效应因子相对表达量

注：* 表示 $p<0.05$，** 表示 $p<0.01$，*** 表示 $p<0.001$。

3.6.3 *TsSPI* 基因沉默对感染旋毛虫的小鼠腹腔巨噬细胞 NF-κB 磷酸化水平的影响

分别在感染后 4 d、7 d 断颈处死各小鼠，取腹腔巨噬细胞，体外培养 2 h，用 RIPA 裂解液处理贴壁的细胞。利用 western blot 方法检测各组小鼠腹腔巨噬细胞中 NF-κB P65 以及 NF-κB pP65 的含量（图 3-27）。

用 ImageJ 对 western blot 结果进行灰度分析，以 β-Actin 为内参，以未感染组小鼠为对照组，各组以 pP65/P65 显示 NF-κB 磷酸化水平，计算各组相对于内参的相对表达量，结果以对照组百分比形式表示。

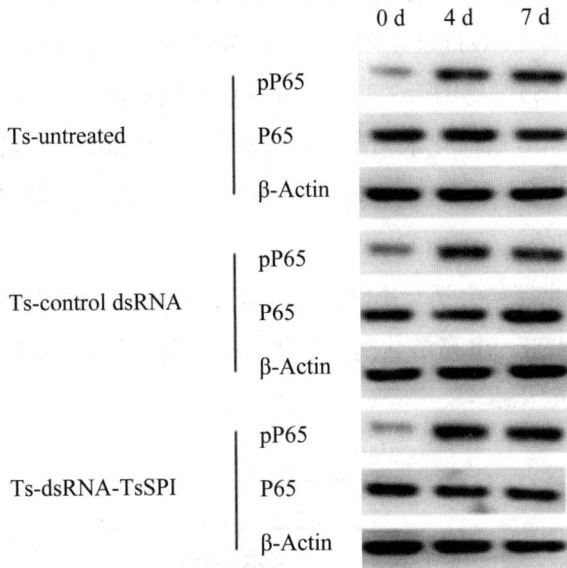

图 3-27　感染旋毛虫的小鼠腹腔巨噬细胞 NF-κB 磷酸化水平

Ts-untreated 组小鼠腹腔巨噬细胞 NF-κB 磷酸化水平见图 3-28(a)。与感染 0 d 相比,感染后 4 d 的小鼠腹腔巨噬细胞 NF-κB 磷酸化水平极显著升高($p < 0.001$),感染后 7 d 的小鼠腹腔巨噬细胞 NF-κB 磷酸化水平极显著升高($p < 0.001$)。与感染后 4 d 相比,感染后 7 d 的小鼠腹腔巨噬细胞 NF-κB 磷酸化水平极显著降低($p < 0.001$)。

Ts-dsRNA-TsSPI 组小鼠腹腔巨噬细胞 NF-κB 磷酸化水平见图 3-28(b)。与感染 0 d 相比,感染后 4 d 的小鼠腹腔巨噬细胞 NF-κB 磷酸化水平极显著升高($p < 0.001$),感染后 7 d 的小鼠腹腔巨噬细胞 NF-κB 磷酸化水平极显著升高($p < 0.001$)。与感染后 4 d 相比,感染后 7 d 的小鼠腹腔巨噬细胞 NF-κB 磷酸化水平极显著降低($p < 0.01$)。

笔者比较了不同处理组感染旋毛虫的小鼠腹腔巨噬细胞 NF-κB 磷酸化水平变化[图 3-28(c)和图 3-28(d)]。感染后 4 d,Ts-untreated 组与 Ts-control dsRNA 组小鼠腹腔巨噬细胞 NF-κB 磷酸化水平无显著差异($p > 0.05$)。与 control 组小鼠相比,其他 3 个处理组小鼠腹腔巨噬细胞 NF-κB 磷酸化水平均极显著升高($p < 0.001$)。感染后 4 d,与 Ts-untreated 组小鼠相比,Ts-dsRNA-TsSPI

组小鼠腹腔巨噬细胞 NF-κB 磷酸化水平极显著升高($p<0.001$)。感染后 7 d，Ts-untreated 组与 Ts-control dsRNA 组小鼠腹腔巨噬细胞 NF-κB 磷酸化水平无显著差异($p>0.05$)。感染后 7 d，与 control 组小鼠相比，其他 3 个处理组小鼠腹腔巨噬细胞 NF-κB 磷酸化水平均极显著升高($p<0.001$)。感染后 7 d，与 Ts-control dsRNA 组小鼠相比，Ts-dsRNA-TsSPI 组小鼠腹腔巨噬细胞 NF-κB 磷酸化水平极显著升高($p<0.01$)。

综上，旋毛虫感染会诱导小鼠腹腔巨噬细胞 NF-κB 磷酸化水平升高，感染后 7 d 巨噬细胞 NF-κB 磷酸化水平下降，*TsSPI* 基因沉默会增强小鼠腹腔巨噬细胞 NF-κB 磷酸化水平。

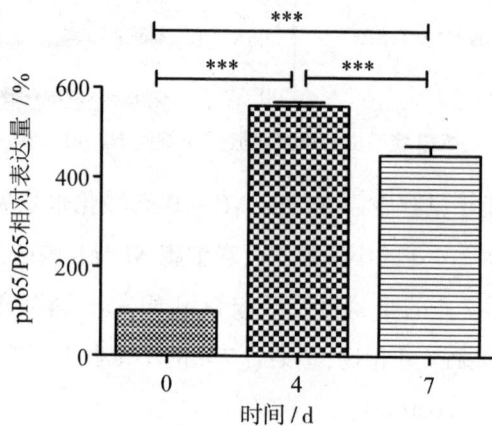

（a）Ts-untreated

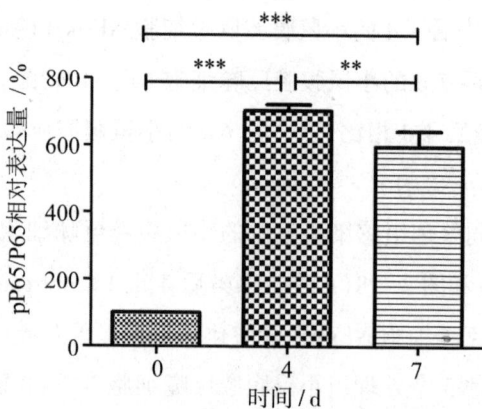

（b）Ts-dsRNA-TsSPI

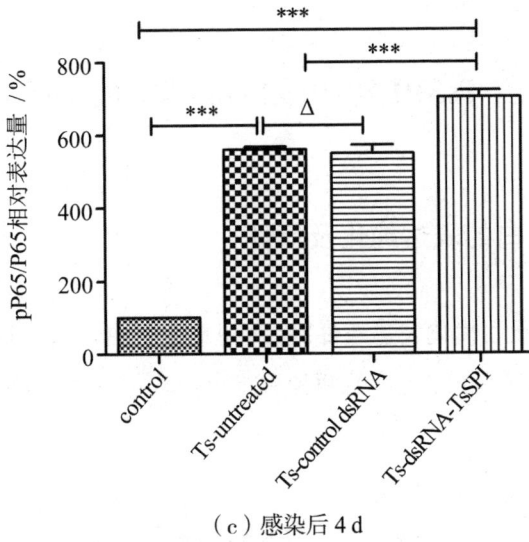

（c）感染后 4 d

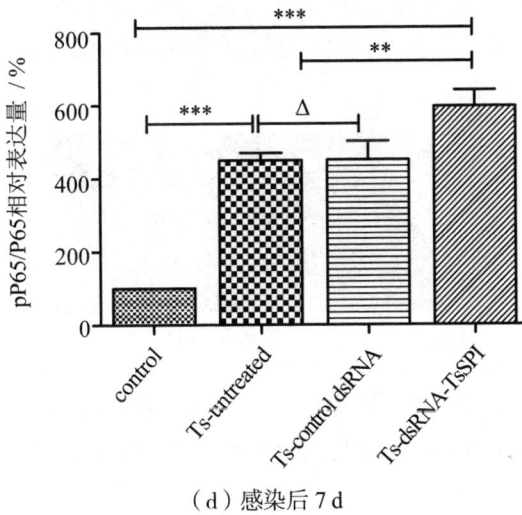

（d）感染后 7 d

图 3-28　不同处理组感染旋毛虫的小鼠腹腔巨噬细胞 NF-κB 磷酸化水平

注：** 表示 $p<0.01$，*** 表示 $p<0.001$，Δ 表示 $p>0.05$。

3.7 重组蛋白 TsSPI 对小鼠巨噬细胞极化的影响

3.7.1 重组蛋白的表达纯化及复性

如图 3-29 所示,优化表达条件后,两种重组蛋白均可表达,复性后蛋白质浓度偏低,需大量浓缩,纯化后的两种重组蛋白均可以在 SDS-PAGE 凝胶上显示且为单一的条带。

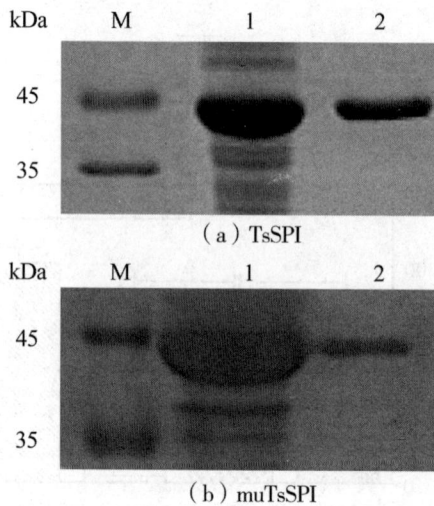

（a）TsSPI

（b）muTsSPI

图 3-29　重组蛋白 SDS-PAGE 凝胶电泳图

注:M 为蛋白 Marker,1 为未纯化的重组蛋白,2 为纯化后的重组蛋白。

3.7.2 重组蛋白对小鼠巨噬细胞 raw 264.7 增殖活力的影响

重组蛋白对小鼠巨噬细胞 raw 264.7 增殖活力的影响如图 3-30 所示。在低浓度范围内(1~5 μg/mL),重组蛋白 TsSPI 对小鼠巨噬细胞 raw 264.7 增殖活力无显著影响($p>0.05$)。当重组蛋白 TsSPI 浓度为 10 μg/mL 时,小鼠巨噬细胞 raw 264.7 增殖活力显著下降($p<0.05$)。重组蛋白 muTsSPI 对小鼠巨噬细胞 raw 264.7 增殖活力的影响与重组蛋白 TsSPI 相似,当重组蛋白 muTsSPI 浓度为 10 μg/mL 时,小鼠巨噬细胞 raw 264.7 增殖活力显著下降($p<0.05$)。故选择 5 μg/mL TsSPI 和 5 μg/mL muTsSPI 进行下一步实验。

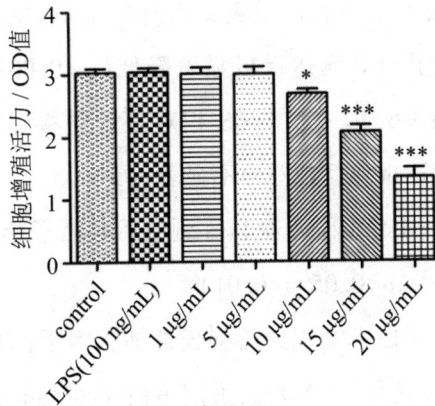

（a）TsSPI

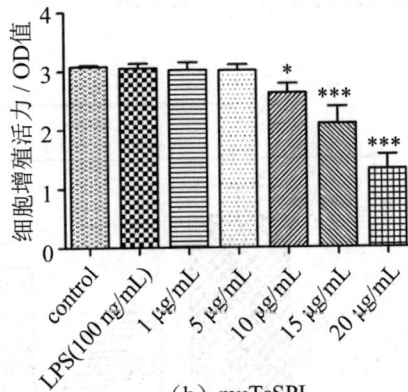

（b）muTsSPI

图 3-30　重组蛋白对小鼠巨噬细胞 raw 264.7 增殖活力的影响

注:* 表示 $p<0.05$,*** 表示 $p<0.001$。

3.7.3　重组蛋白对 CAM 相关因子表达量的影响

　　笔者收集了每组细胞,提取细胞总 RNA,反转录后利用 qPCR 检测促炎性细胞因子(TNF-α、IL-6、IL-1β、IL-12)、CAM 标志效应因子(iNOS)的相对表达量。重组蛋白对 CAM 相关因子表达量的影响如图 3-31 所示。与 untreated 组相比,LPS 组的各因子相对表达量极显著升高($p < 0.001$)。与 LPS 组相比,TsSPI+LPS 组的各因子相对表达量极显著降低($p < 0.001$)。与 LPS 组相比,muTsSPI+LPS 组的 IL-6、IL-1β、iNOS 相对表达量极显著降低($p < 0.001$),TNF-α、IL-12 相对表达量降低且差异不显著($p > 0.05$)。与重组蛋白 TsSPI 预处理相比,重组蛋白 muTsSPI 预处理 LPS 刺激后各因子相对表达水平升高,差异达显著或极显著水平($p < 0.05$、$p < 0.01$)。

　　综上,LPS 可以刺激巨噬细胞分泌促炎性细胞因子(TNF-α、IL-6、IL-1β、IL-12)和 CAM 标志效应因子(iNOS),重组蛋白 TsSPI 可以缓解 LPS 引起的相关因子表达量升高,muTsSPI 缓解能力不如 TsSPI。

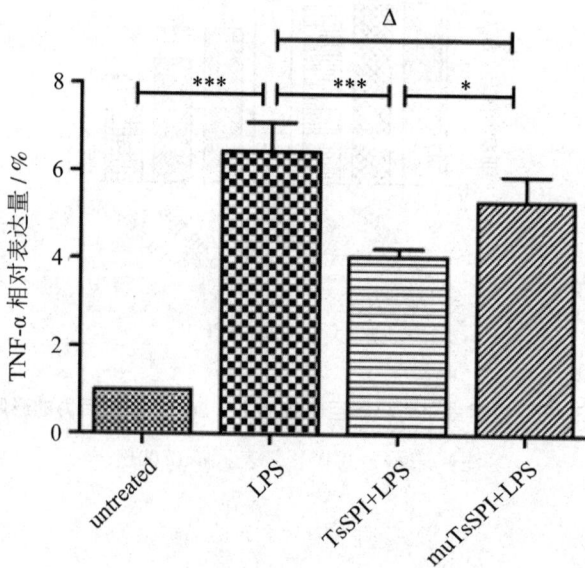

(a)

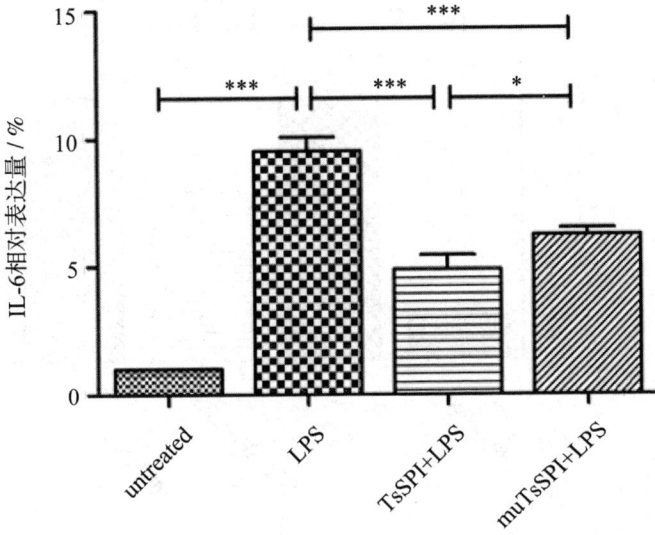

（b）

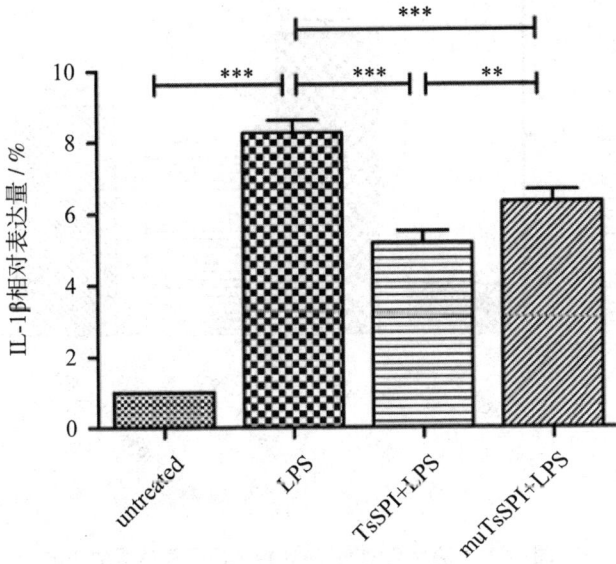

（c）

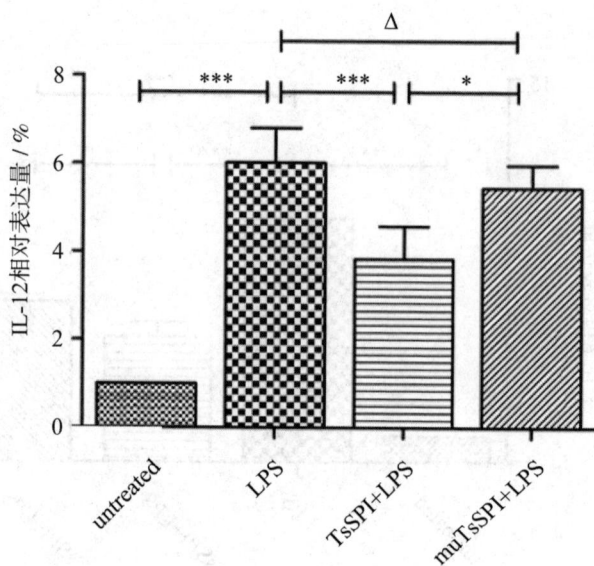

（d）

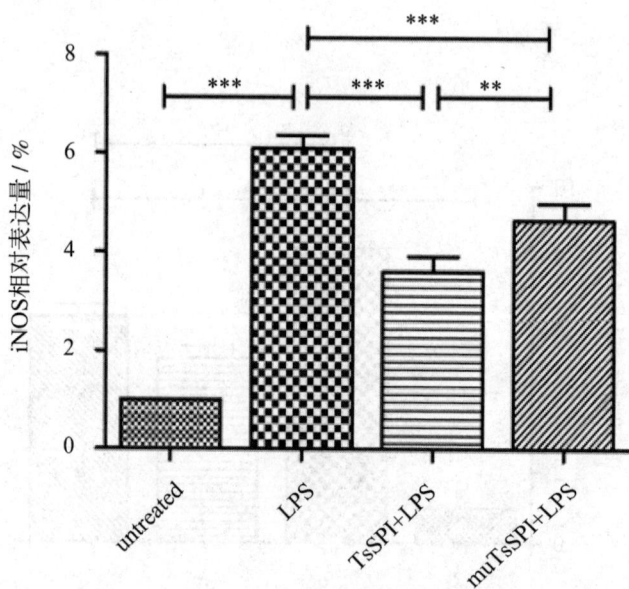

（e）

图 3-31　重组蛋白对 CAM 相关因子表达量的影响

注：* 表示 $p<0.05$，** 表示 $p<0.01$，*** 表示 $p<0.001$，Δ 表示 $p>0.05$。

3.7.4　重组蛋白对 AAM 相关因子表达量的影响

笔者收集了每组细胞,提取细胞总 RNA,反转录后利用 qPCR 检测抗炎性细胞因子(IL-10、TGF-β)和 AAM 标志效应因子(Arg-1)的相对表达量。

重组蛋白对 AAM 相关因子表达量的影响如图 3-32 所示。与 untreated 组相比,TsSPI 组的抗炎性细胞因子(IL-10、TGF-β)、AAM 标志效应因子(Arg-1)相对表达量极显著升高($p<0.001$),muTsSPI 组的抗炎性细胞因子(IL-10、TGF-β)和 AAM 标志效应因子(Arg-1)的相对表达量极显著升高($p<0.001$)。与 TsSPI 组相比,muTsSPI 组抗炎性细胞因子(IL-10、TGF-β)相对表达量略有降低,但差异不显著($p>0.05$);AAM 标志效应因子(Arg-1)相对表达量降低,差异显著($p<0.05$)。

综上,TsSPI 刺激巨噬细胞后可以引起细胞大量分泌抗炎性细胞因子(IL-10、TGF-β)和 AAM 标志效应因子(Arg-1)。与 TsSPI 刺激相比,muTsSPI 刺激巨噬细胞后,抗炎性细胞因子(IL-10、TGF-β)相对表达量无显著变化,而 AAM 标志效应因子(Arg-1)相对表达量显著降低。

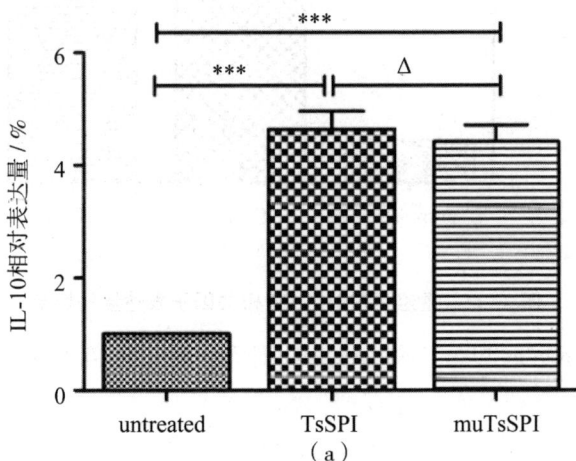

（a）

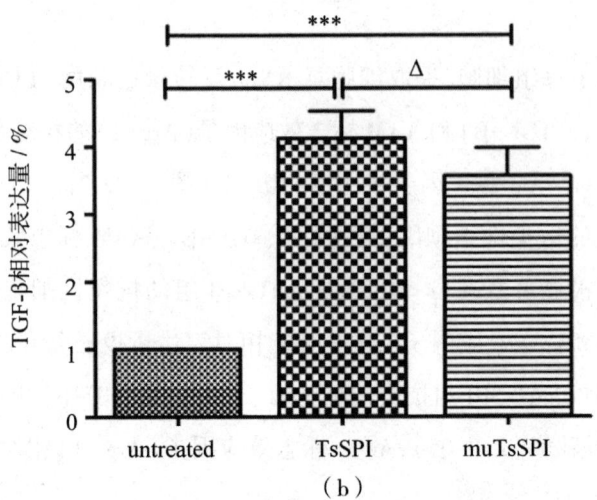

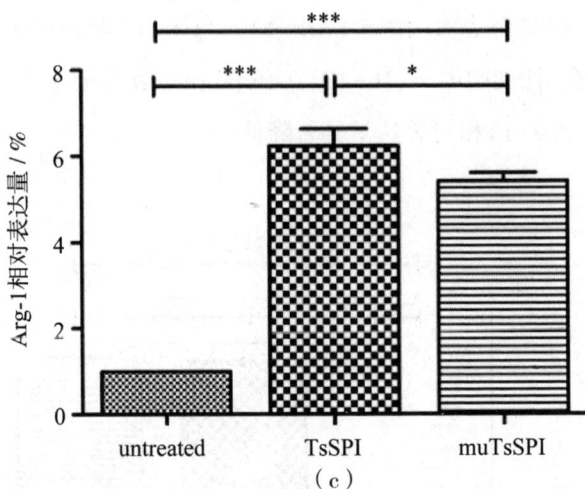

图 3-32　重组蛋白对 AAM 相关因子表达量的影响

注：* 表示 $p<0.05$，** 表示 $p<0.01$，*** 表示 $p<0.001$，Δ 表示 $p>0.05$。

3.7.5 重组蛋白对巨噬细胞 NF-κB P65 磷酸化水平的影响

各组巨噬细胞中 NF-κB P65、NF-κB pP65、β-Actin 的表达量变化见图 3-33。

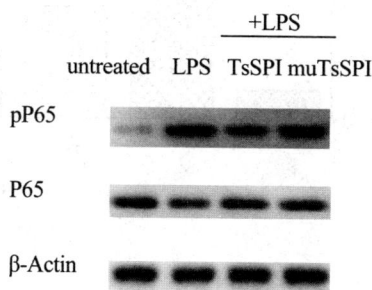

图 3-33 巨噬细胞 NF-κB P65 磷酸化情况

将 western blot 结果用 ImageJ 进行灰度分析,以 β-Actin 为内参,以未经任何处理的巨噬细胞作为对照组,计算各组相对于内参的相对表达量,结果以对照组百分比形式表示。不同处理组巨噬细胞 NF-κB P65 磷酸化水平如图 3-34 所示。

与 untreated 组相比,LPS 组巨噬细胞 NF-κB P65 磷酸化水平极显著升高($p<0.001$)。与 LPS 组相比,TsSPI+LPS 组巨噬细胞 NF-κB P65 磷酸化水平极显著降低($p<0.001$),muTsSPI+LPS 组巨噬细胞 NF-κB P65 磷酸化水平极显著降低($p<0.001$)。与 TsSPI+LPS 组相比,muTsSPI+LPS 组巨噬细胞 NF-κB P65 磷酸化水平极显著升高($p<0.001$)。

与体内实验结果相似,体外实验结果表明,LPS 可以刺激巨噬细胞 NF-κB P65 磷酸化水平升高,重组蛋白 TsSPI 可以缓解由 LPS 引起的 NF-κB P65 磷酸化水平升高,muTsSPI 缓解能力不如 TsSPI。

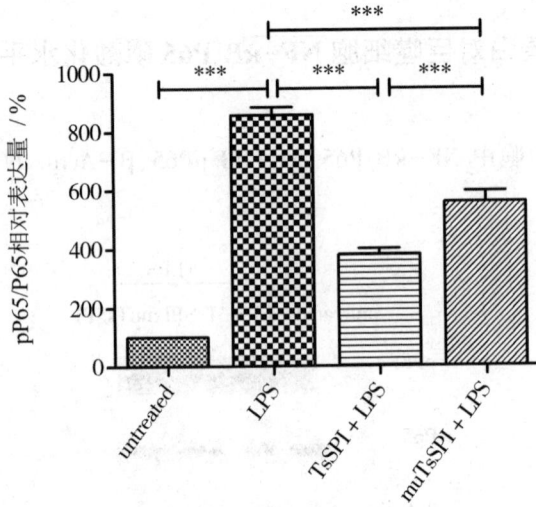

图 3-34   不同处理组巨噬细胞 NF-κB P65 磷酸化水平

注：*** 表示 $p<0.001$。

3.7.6   重组蛋白对巨噬细胞 IRAK 通路相关蛋白的影响

LPS 组、TsSPI + LPS 组、muTsSPI + LPS 组巨噬细胞 IRAK 通路相关蛋白 IRAK、IκBα、β-Actin 表达量如图 3-35 所示。

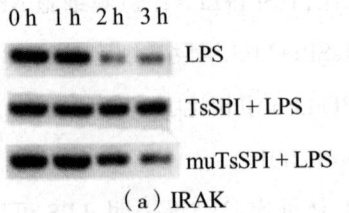

（a）IRAK

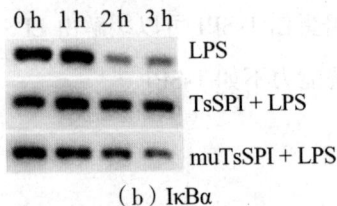

（b）IκBα

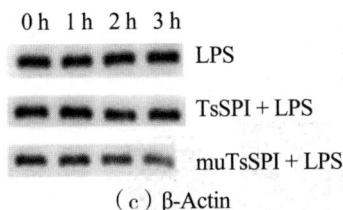

（c）β-Actin

图 3-35　巨噬细胞 IRAK 通路相关蛋白表达量

将 western blot 结果用 ImageJ 进行灰度分析,以 β-Actin 为内参,以未经任何处理的巨噬细胞作为对照组,计算 LPS 组、TsSPI+LPS 组、muTsSPI+LPS 组巨噬细胞中 IRAK、IκBα 相对于内参的相对表达量,结果以对照组百分比形式表示。

如图 3-36(a)所示:与 LPS 刺激 0 h 相比,LPS 刺激 1 h、2 h、3 h 时巨噬细胞中 IRAK 蛋白相对表达量极显著降低($p<0.01$、$p<0.001$);与 LPS 刺激 2 h 相比,刺激 3 h 时巨噬细胞中 IRAK 蛋白相对表达量略有升高,但差异不显著($p>0.05$)。

如图 3-36(b)所示:与刺激 0 h 相比,TsSPI+LPS 刺激 1 h 时巨噬细胞中 IRAK 蛋白相对表达量稍有降低,但差异不显著($p>0.05$),刺激 2 h、3 h 时巨噬细胞中 IRAK 蛋白相对表达量极显著降低($p<0.001$);与刺激 2 h 相比,刺激 3 h 时巨噬细胞中 IRAK 蛋白相对表达量极显著降低($p<0.01$)。

如图 3-36(c)所示:与刺激 0 h 相比,muTsSPI+LPS 刺激 1 h 时巨噬细胞中 IRAK 蛋白相对表达量稍有降低,但差异不显著($p>0.05$),刺激 2 h、3 h 时巨噬细胞中 IRAK 蛋白相对表达量极显著降低($p<0.001$);与刺激 2 h 相比,刺激 3 h 时巨噬细胞中 IRAK 蛋白相对表达量显著降低($p<0.05$)。

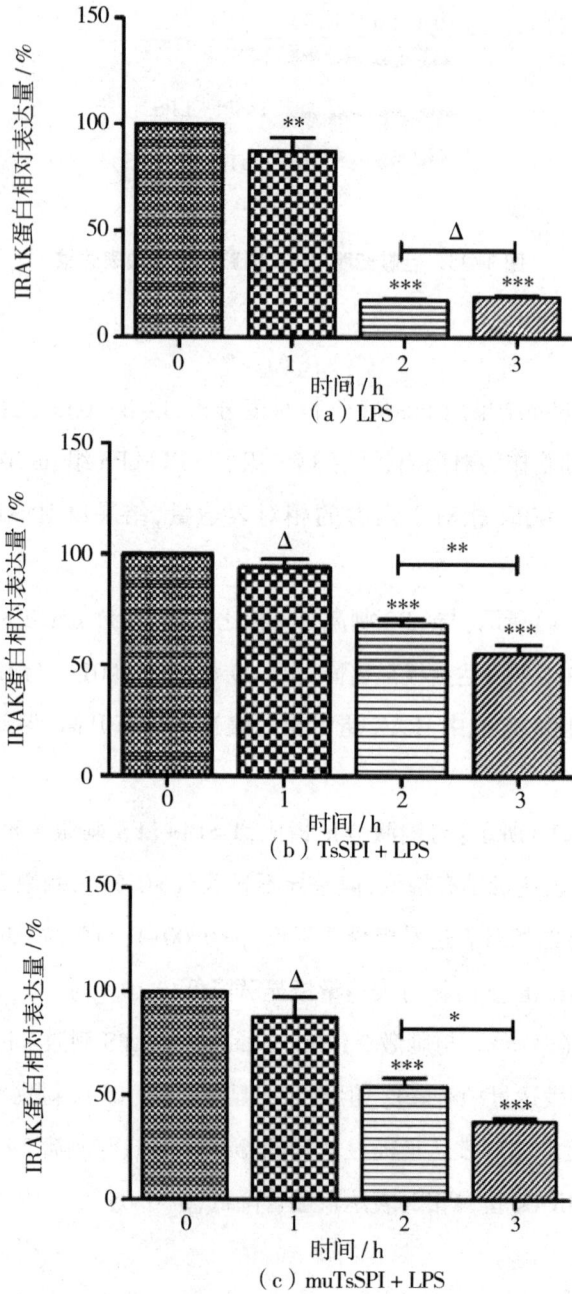

图 3-36　刺激不同时间对巨噬细胞中 IRAK 蛋白相对表达量的影响

注：* 表示 $p<0.05$，** 表示 $p<0.01$，*** 表示 $p<0.001$，Δ 表示 $p>0.05$。

由此可知,LPS 单独刺激 1 h,巨噬细胞的 IRAK 开始降解,且随着时间推移,IRAK 降解程度逐渐增加,LPS 刺激可以开启 IRAK 细胞通路,巨噬细胞开始出现致炎效果;加入 TsSPI、muTsSPI 预处理后,LPS 依旧会导致 IRAK 蛋白质降解,刺激 2 h 时 IRAK 蛋白相对表达量极显著降低,随着时间推移,IRAK 降解程度缓慢增加,可见 TsSPI、muTsSPI 可以减缓由 LPS 刺激引起的 IRAK 细胞通路的开启。

笔者分析了各处理组巨噬细胞中 IκBα 蛋白表达情况,结果如图 3-37 所示。

如图 3-37(a)所示:与刺激 0 h 相比,LPS 单独刺激 1 h、2 h、3 h 时巨噬细胞中 IκBα 蛋白相对表达量极显著降低($p < 0.01$、$p < 0.001$);与刺激 2 h 相比,刺激 3 h 时 IκBα 蛋白相对表达量略有升高,但差异不显著($p > 0.05$)。

如图 3-37(b)所示:与刺激 0 h 相比,TsSPI+LPS 刺激 1 h 时,IκBα 蛋白相对表达量稍有降低,但差异不显著($p > 0.05$);TsSPI+LPS 刺激 2 h、3 h 时,巨噬细胞中 IκBα 蛋白相对表达量极显著降低($p < 0.001$);与刺激 2 h 相比,刺激 3 h 时巨噬细胞中 IκBα 蛋白相对表达量极显著降低($p < 0.01$)。

如图 3-37(c)所示:与刺激 0 h 相比,muTsSPI+LPS 刺激 1 h 时,巨噬细胞中 IκBα 蛋白相对表达量显著降低($p < 0.05$),刺激 2 h、3 h 时巨噬细胞中 IκBα 蛋白相对表达量极显著降低($p < 0.001$);与刺激 2 h 相比,刺激 3 h 时巨噬细胞中 IκBα 蛋白相对表达量极显著降低($p < 0.001$)。

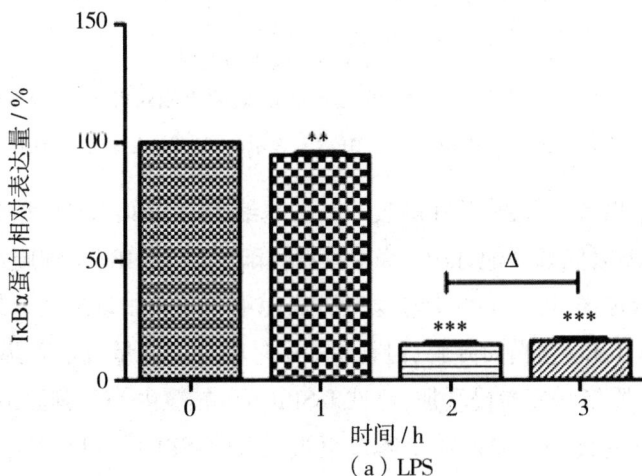

(a) LPS

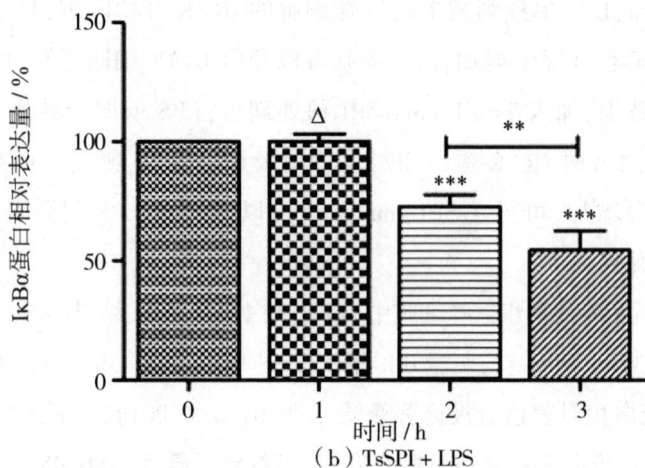

（b）TsSPI + LPS

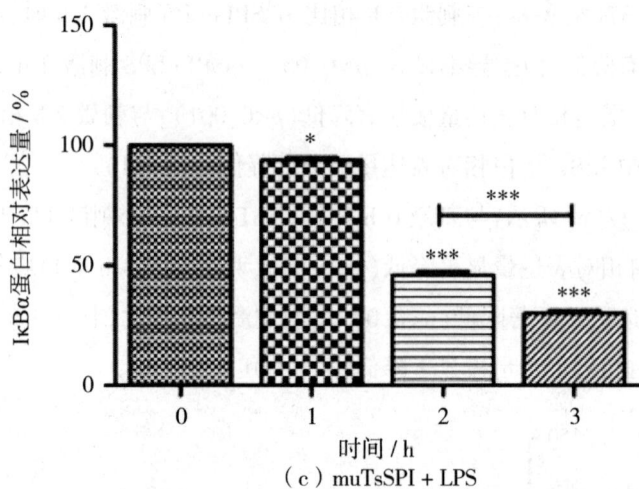

（c）muTsSPI + LPS

图 3-37　刺激不同时间对巨噬细胞中 IκBα 蛋白相对表达量的影响

注：* 表示 $p<0.05$，** 表示 $p<0.01$，*** 表示 $p<0.001$，Δ 表示 $p>0.05$。

　　由上述结果可知，LPS 单独刺激 1 h，巨噬细胞的 IκBα 降解，相对表达量显著降低，且随着时间的增加，IκBα 降解程度逐渐增加，即 IRAK 细胞通路信号可以继续向下游传递，可见 LPS 刺激会导致巨噬细胞逐渐出现致炎效果。TsSPI+LPS 也会导致 IκBα 蛋白质降解，但刺激 2 h 时相对表达量极显著降低，随着时间推移，IκBα 降解程度缓慢增加，可见 TsSPI 可以减缓由 LPS 刺激引起的 IRAK 细胞通路信号的传递。加入突变体重组蛋白 muTsSPI 后，LPS 也会导致 IκBα

蛋白质降解,且 1 h 时 IκBα 相对表达量显著降低,随着时间推移,IκBα 降解程度缓慢增加,可见重组蛋白 muTsSPI 同样可以减缓由 LPS 刺激引起的 IRAK 细胞通路信号的传递。

为了更好地分析不同处理组对 LPS 致炎的巨噬细胞 IRAK 通路相关蛋白的影响,笔者重新统计各组结果,比较分析 LPS 组、TsSPI+LPS 组、muTsSPI+LPS 组巨噬细胞中 IRAK、IκBα 蛋白表达情况。

由图 3-38 可知,刺激 0 h,各处理组巨噬细胞中 IRAK 相对表达量间差异不显著($p>0.05$)。刺激 1 h,与 LPS 组相比,TsSPI+LPS、muTsSPI+LPS 组 IRAK 蛋白相对表达量略有升高,但差异不显著($p>0.05$)。刺激 2 h,与 LPS 组相比,TsSPI+LPS 组巨噬细胞中 IRAK 蛋白相对表达量极显著升高($p<0.001$),muTsSPI+LPS 组巨噬细胞中 IRAK 蛋白相对表达量极显著升高($p<0.001$)。刺激 2 h,与 TsSPI+LPS 组相比,muTsSPI+LPS 组巨噬细胞中 IRAK 蛋白相对表达量极显著降低($p<0.001$)。刺激 3 h,与 LPS 组相比,TsSPI+LPS 巨噬细胞中 IRAK 蛋白相对表达量极显著升高($p<0.001$),muTsSPI+LPS 组巨噬细胞中 IRAK 蛋白相对表达量极显著升高($p<0.001$)。刺激 3 h,与 TsSPI+LPS 组相比,muTsSPI+LPS 组巨噬细胞中 IRAK 蛋白相对表达量极显著降低($p<0.001$)。

综上所述,TsSPI+LPS 和 muTsSPI+LPS 预处理均可减缓 IRAK 发生降解的时间和程度,muTsSPI 缓解能力不如 TsSPI。

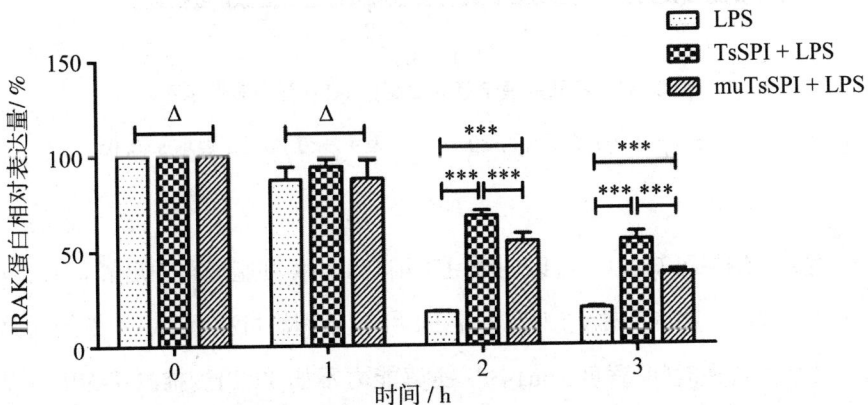

图 3-38　不同处理组巨噬细胞中 IRAK 蛋白表达水平

注:* 表示 $p<0.05$,** 表示 $p<0.01$,*** 表示 $p<0.001$,Δ 表示 $p>0.05$。

如图 3-39 所示,LPS 刺激 0 h,各处理组巨噬细胞中 IκBα 蛋白相对表达量没有显著变化($p > 0.05$)。LPS 刺激 1 h,与 LPS 组相比,TsSPI + LPS 和 muTsSPI+LPS 组 IκBα 蛋白相对表达量略有升高,但差异不显著($p > 0.05$)。LPS 刺激 2 h,与 LPS 组相比,TsSPI+LPS 组巨噬细胞中 IκBα 蛋白相对表达量极显著升高($p < 0.001$),muTsSPI+LPS 组巨噬细胞中 IκBα 蛋白相对表达量极显著升高($p < 0.001$);与 TsSPI+LPS 组相比,muTsSPI+LPS 组巨噬细胞中 IκBα 蛋白相对表达量极显著降低($p < 0.001$)。LPS 刺激 3 h,各处理组巨噬细胞中 IκBα 蛋白相对表达量差异趋势与 LPS 刺激 2 h 相同。

综上所述,TsSPI 和 muTsSPI 预处理均可减缓 IκBα 发生降解的时间和程度,muTsSPI 缓解能力不如 TsSPI。

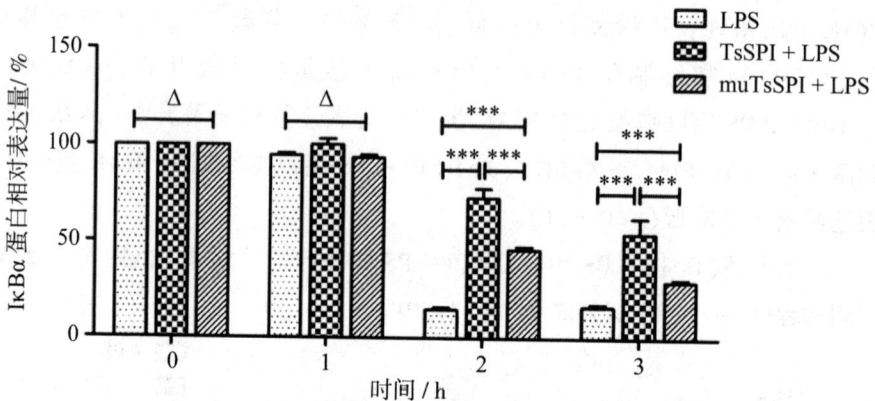

图 3-39　不同处理组巨噬细胞中 IκBα 蛋白表达水平

注:* 表示 $p < 0.05$,** 表示 $p < 0.01$,*** 表示 $p < 0.001$,Δ 表示 $p > 0.05$。

由以上结果可知,LPS 可以刺激巨噬细胞 IRAK 细胞通路开启和信号传递,重组蛋白 TsSPI 和突变体重组蛋白 muTsSPI 预处理均可减缓 IRAK 细胞通路开启以及信号传递时间、程度,muTsSPI 缓解能力不如 TsSPI。推测 TsSPI 可以抑制由 LPS 引起的炎症反应,且抑制效果与 TsSPI 活性有关。

3.7.7　重组蛋白对巨噬细胞 JAK2/STAT3 磷酸化水平的影响

重组蛋白 TsSPI 和突变体重组蛋白 muTsSPI 对巨噬细胞中 JAK2、磷酸化 JAK2(pJAK2)、STAT3、磷酸化 STAT3(pSTAT3)、β-Actin 的蛋白含量的影响如图 3-40 所示。

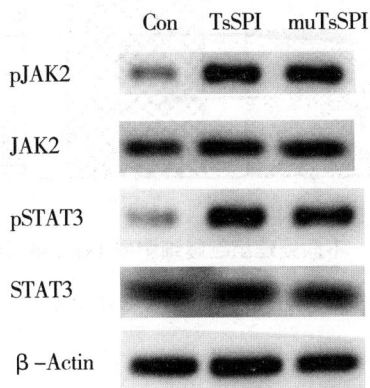

图 3-40　巨噬细胞 JAK2/STAT3 磷酸化水平

将 western blot 结果用 ImageJ 进行灰度分析,以 β-Actin 为内参,以未经任何处理的巨噬细胞作为对照组,各组以 pJAK2/JAK2 表示 JAK2 磷酸化水平,计算各组相对于内参的相对表达量,结果以对照组百分比形式表示,结果如图 3-41 所示。

如图 3-41 所示,与 untreated 组相比,TsSPI 组巨噬细胞 JAK2 磷酸化水平极显著升高($p < 0.001$),muTsSPI 组巨噬细胞 JAK2 磷酸化水平极显著升高($p < 0.001$)。与 TsSPI 组相比,muTsSPI 组巨噬细胞 JAK2 磷酸化水平略有降低,但差异不显著($p > 0.05$)。

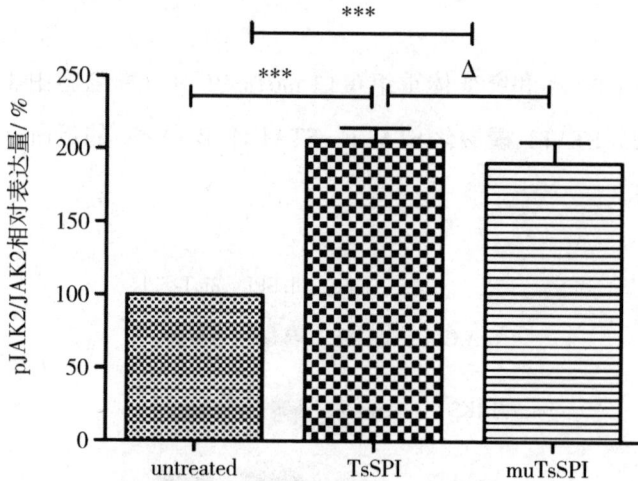

图 3-41　不同处理组巨噬细胞中 JAK2 磷酸化水平

注：*** 表示 $p<0.001$，Δ 表示 $p>0.05$。

综上，重组蛋白 TsSPI 和突变体重组蛋白 muTsSPI 均可以促进巨噬细胞 JAK2 磷酸化水平升高，且两者之间无显著差异。

将 STAT3 磷酸化水平的 western blot 结果用 ImageJ 进行灰度分析，以 β-Actin 为内参，以未经任何处理的巨噬细胞作为对照组，各组以 pSTAT3 / STAT3 表示 STAT3 磷酸化水平，计算各组相对于内参的相对表达量，结果以对照组百分比形式表示，结果如图 3-42 所示。

与 untreated 组相比，TsSPI 组巨噬细胞 STAT3 磷酸化水平极显著升高（$p<0.001$），muTsSPI 组巨噬细胞 STAT3 磷酸化水平极显著升高，差异极显著（$p<0.001$）。与 TsSPI 组相比，muTsSPI 组巨噬细胞 STAT3 磷酸化水平略有降低，但差异不显著（$p>0.05$）。

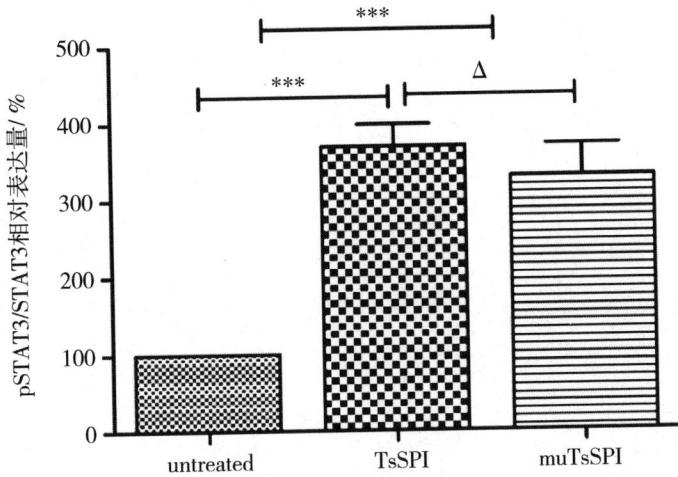

图 3-42　不同处理组巨噬细胞中 STAT3 磷酸化情况

注:*** 表示 $p<0.001$,Δ 表示 $p>0.05$。

　　综上所述,重组蛋白 TsSPI 和突变体重组蛋白 muTsSPI 均可以提高巨噬细胞 JAK2/STAT3 磷酸化水平,并激活 JAK2/STAT3 细胞通路;TsSPI 和 muTsSPI 对 JAK2/STAT3 磷酸化水平无显著差异,推测 TsSPI 刺激激活 JAK2/STAT3 细胞通路可能与其活性无关。

第4章　讨论

4.1　TsSPI 生物信息学分析

旋毛虫病是一种由旋毛虫引起的能够对公共卫生安全造成严重危害的食源性寄生虫病,人和动物都会患上此病,全球有 70 多个国家和地区都曾报道过旋毛虫病暴发的案例,这种疾病不仅威胁人类健康,而且给食品加工业、畜牧养殖业、肉制品进出口等带来极大的损失。旋毛虫病宿主范围广泛,传播过程中可以非常好地抵抗宿主的消化及免疫系统,这也是该病难预防和治疗的原因,因此对旋毛虫进行研究具有重要意义。

SPI 是一类广泛分布于各种生物体内、结构比较保守的蛋白质超家族,可抑制丝氨酸蛋白酶。SPI 在受精、凝血、补体激活等多种生物过程中发挥重要作用。前人研究大多关于 SPI 对寄生虫生长发育的影响,后来有学者发现 SPI 有助于寄生虫抵抗宿主攻击并成功寄生。作为食源性寄生虫,旋毛虫在宿主体内的生存随时受到消化系统和免疫系统的攻击。当宿主防御旋毛虫时,与消化和免疫相关的酶发挥重要作用,这些酶大部分属于丝氨酸蛋白酶,有研究表明,这些酶会被旋毛虫分泌的 SPI 有效抑制,但 SPI 的作用机制仍需进一步研究。

笔者对 TsSPI 进行生物信息学分析,采用各种生物信息学软件预测其性质和功能(如氨基酸组成、原子组成、半衰期、信号肽、跨膜区、重要结构域),并对其系统进化进行分析。由信号肽和跨膜区预测结果可知,TsSPI 可能属于分泌型蛋白质,可能在蛋白质成熟后分泌到旋毛虫体外发挥作用,这进一步验证了 TsSPI 可能在旋毛虫入侵宿主过程中发挥重要作用。笔者还对重要结构域进行了预测和分析,结果表明:TsSPI 是 serpin 型 SPI,这是因为它具有经典的 serpin 结构域;除此之外,TsSPI 为单一结构域蛋白,据此推测其可以特异性作用的丝氨酸蛋白酶的种类可能比较单一。笔者通过多序列比对确认其结构域确切位点,这有利于进一步对其功能进行研究。由系统进化分析结果可知,*TsSPI* 在进化关系上跟其他线虫 *TsSPI* 的亲缘关系比较接近,由此推测出不同寄生虫之间的 SPI 功能可能相近。以上研究结果为研究 SPI 的功能和进一步研究旋毛虫逃避机制提供理论依据。

4.2 RNAi 对旋毛虫 *TsSPI* 基因表达的影响

传统的研究基因功能的方法具有同源重组操作复杂、成本高、整合效率低的特点,且在多细胞寄生虫中应用范围小。随着新基因编辑技术的发展,现在已经很少使用传统方法研究寄生虫功能。有学者在秀丽隐杆线虫中首次应用 RNAi。RNAi 因其操作简单、重复性强而被广泛应用于真核生物的各个领域,尤其是当生物体不适合用传统的方法直接评价基因功能时。新的基因组编辑技术(CRISPR-Cas9)已被广泛应用于研究包含原生动物在内的真核生物中,但在多细胞寄生虫中很难实现,且在部分线虫中并没有很好的效率。因此,近年来,RNAi 依旧是研究寄生虫功能的主要研究手段,并且该技术广泛应用于研究蜘蛛昆虫、吸虫、线虫等多细胞寄生虫的基因功能。

研究表明,脂质体孵育能有效地将镰形扇头蜱的 *p0* 基因 dsRNA 导入蜱体内并使其沉默,脂质体类型、dsRNA 浓度、孵育时间是 dsRNA 传递和基因沉默的关键因素,*p0* 基因沉默对蜱类的采食、蜕皮和繁殖有显著影响。有学者通过尾静脉注射的方法将日本血吸虫组织蛋白酶 *B*1 基因 dsRNA 导入感染的小鼠体内,结果表明,成虫数量显著降低,这种方法可以更有效地研究相关基因功能和影响虫体发育的表型。由此可知,阳性脂质体辅助浸泡的方法可以有效地把 RNAi 传递到虫体内。

RNAi 在研究旋毛虫的基因功能方面也有广泛的应用。有学者利用 RNAi 沉默旋毛虫副肌球蛋白(TsPMY),结果表明,特异性 siRNA 和 dsRNA 都可以有效地抑制旋毛虫功能基因 *TsPMY* 的转录和表达;他们探讨了 *TsPMY* 在旋毛虫生存和生长发育中的作用,这是关于 RNAi 在旋毛虫的基因功能研究的可行性的首次报道。有学者应用 RNAi 研究旋毛虫 Nudix 水解酶、谷氨酰胺酶(TsGLS)、谷氨酸脱氢酶(TsGAD)、Kazal 型丝氨酸蛋白酶抑制剂(TsKaSPI)的功能。由此可知,RNAi 可以有效地应用于旋毛虫基因功能的研究中。

笔者利用 RNAi 研究 *TsSPI* 基因在旋毛虫生命周期中的功能,设计合成 3 条特异性 siRNA(siRNA-153、siRNA-479、siRNA-986),同时体外合成特异性

dsRNA-TsSPI,利用阳性脂质体辅助浸泡的方法将特异性 siRNA 和 dsRNA 导入旋毛虫肌幼虫体内,结果表明,RNAi 可以有效地传递到旋毛虫肌幼虫体内。笔者利用 qPCR 和 western blot 检测 *TsSPI* 基因转录水平和 TsSPI 蛋白表达水平,结果表明:siRNA 和 dsRNA-TsSPI 的沉默效果为剂量依赖性,随着剂量浓度的增加,沉默效果增强,当浓度增加到 2 μmol/L siRNA 或 60 ng/μL dsRNA-TsSPI 时,继续增加浓度不能显著提升沉默效果,所以 2 μmol/L siRNA 或 60 ng/μL dsRNA-TsSPI 为最佳的作用浓度;siRNA-153、siRNA-479、siRNA-986、dsRNA-TsSPI 均可有效地降低基因转录水平和蛋白表达水平,其中 siRNA-986 和 dsRNA-TsSPI 效果最佳,因考虑到成本,所以选择 60 ng/μL dsRNA-TsSPI 进行下一步实验。笔者利用 dsRNA-TsSPI 浸泡处理旋毛虫,结果表明,2 d 时开始有很好的沉默效果,3 d 时沉默效果最佳,且 7 d 时依旧有显著的沉默效果,可见感染过程中,经过 dsRNA-TsSPI 浸泡处理的旋毛虫的 *TsSPI* 基因在整个肠道感染阶段(感染 3~7 d)都处于沉默状态。笔者检测了经 dsRNA-TsSPI 处理后的旋毛虫 Kazal 型丝氨酸蛋白酶抑制剂的基因转录水平及蛋白表达水平以验证 dsRNA-TsSPI 干扰的基因特异性,结果表明,*TsKaSPI* 相对表达量无显著变化,TsKaSPI 蛋白相对表达量无显著变化,由此可知,dsRNA-TsSPI 具有基因特异性。

综上所述,60 ng/μL dsRNA-TsSPI 可以特异、有效地抑制 *TsSPI* 基因转录水平及 TsSPI 蛋白表达水平,且这种沉默效果至少可以持续 7 d,笔者将进一步利用 *TsSPI* 基因沉默的旋毛虫研究对宿主的影响。

4.3 *TsSPI* 基因沉默在旋毛虫入侵宿主过程中的功能研究

旋毛虫是一种食源性寄生虫,与其他线虫不同,旋毛虫的 3 个不同发育阶段均发生在一个宿主体内。在旋毛虫寄生期间,宿主需要尽可能排出病原生物,而寄生虫需要在宿主体内成功繁殖和生存,因此在长期进化过程中逐渐演化出一种复杂的宿主-寄生虫相互作用关系。

在这个过程中,很多旋毛虫蛋白酶和宿主蛋白酶都发挥重要作用,如旋毛虫丝氨酸蛋白酶(TsSerP)可能参与寄生虫的蜕皮过程并具有消化功能,而旋毛虫分泌的另外一种丝氨酸蛋白酶(TspSP-1)在降解宿主胞浆和细胞间蛋白并促进肌幼虫在宿主肠道中移行发挥重要作用。有学者发现利用TspSp-1单克隆抗体可以抑制旋毛虫对宿主肠上皮细胞的入侵。宿主体内有很多消化酶(如胃蛋白酶、糜蛋白酶等)和免疫相关酶(如组织蛋白酶G、弹性蛋白酶)。这些酶类可以帮助宿主消化食物,帮助宿主杀灭外来病原体,还可以加速凝血,阻碍寄生虫在宿主体内的移行,在宿主免疫过程中发挥重要作用。此外,宿主中很多类蛋白酶直接参与抵抗寄生虫感染的过程,如宿主丝氨酸蛋白酶(mMcpt1)可以通过降解细胞间连接蛋白来增加宿主肠道细胞旁通透性,从而增加宿主肠液积聚,促进肠道肌肉收缩并且促进蠕虫的排出,而mMcpt1缺陷小鼠不能成功排出蠕虫。由此可以推测,SPI可以有效抑制各种丝氨酸蛋白酶,在旋毛虫自身生长发育和入侵宿主过程中发挥重要作用。

SPI是结构保守的蛋白质超家族,具有独特的抑制机制,可以有效地抑制丝氨酸蛋白酶活性,并在许多重要生理过程中发挥重要作用。研究表明,寄生虫蛋白酶抑制剂不仅可以调节虫体自身的生理活动,还可以参与调节宿主生理活动,从而干扰宿主防御系统,有助于寄生虫的寄生生活。

研究表明,寄生虫蛋白酶抑制剂在调节自身生长发育过程中发挥重要作用。旋毛虫等蠕虫的生命周期中包含幼虫的蜕皮进化阶段,有学者利用RNAi研究蛔虫的SPI(Ov-SPI-1),结果表明,Ov-SPI-1与寄生虫的蜕皮有关。有研究表明,仅在旋毛虫新生幼虫和肌幼虫早期表达的SPI(Ts11-1)可能与旋毛虫的生长和发育有关。笔者研究发现,dsRNA介导的TsSPI基因沉默不影响幼虫在体外的蜕皮和存活率。笔者用TsSPI基因沉默的旋毛虫肌幼虫感染小鼠,结果表明,TsSPI基因沉默对旋毛虫生殖力和体外存活率无显著影响,可见TsSPI可能并不直接作用于虫体自身的生长发育。

旋毛虫是肠道线虫,在肠上皮细胞中,旋毛虫的肠道感染阶段为特殊的多细胞内寄生关系,这种特殊的寄生关系是旋毛虫从幼虫发育到成虫所必需的,因此旋毛虫肠道感染阶段是研究旋毛虫与宿主之间相互作用的关键。为更加直观地观察旋毛虫感染性幼虫入侵肠上皮细胞并定殖的过程,有学者研究了旋毛虫幼虫-宿主肠上皮细胞体外侵染模型,可以通过显微镜非常直观地观察到感染性幼虫在体外入侵 Caco-2 的过程。

笔者研究发现,dsRNA 介导的 *TsSPI* 沉默可显著抑制新生幼虫对肠上皮细胞的侵袭。笔者用 *TsSPI* 基因沉默的旋毛虫肌幼虫感染小鼠,结果表明,小鼠肠道成虫荷和 LPG 均显著降低,可见 *TsSPI* 基因沉默可以影响旋毛虫成虫和子一代肌幼虫的生存能力。旋毛虫幼虫要发育为成虫必须入侵宿主肠上皮细胞,而 dsRNA 介导的 *TsSPI* 基因沉默可以抑制幼虫进入肠上皮,这会间接影响旋毛虫发育为成虫。由 *TsSPI* 基因沉默的遗传性分析结果可知,旋毛虫成虫的 *TsSPI* 基因相对表达量显著降低,而子一代肌幼虫中 *TsSPI* 基因相对表达量基本恢复到正常水平。虽然成虫处理组 *TsSPI* 基因依旧有沉默效果,但之前的实验结果表明,*TsSPI* 基因沉默对旋毛虫体外存活率无显著影响,因此笔者推测 *TsSPI* 可能并不直接影响成虫的生存能力,而是通过促进幼虫入侵肠上皮细胞间接影响成虫的生存能力。

笔者研究发现,*TsSPI* 在旋毛虫的成虫、新生幼虫、肌幼虫中均有表达,但在肌幼虫和成虫中显著表达。有学者利用 RNAi 研究另一种在旋毛虫新生幼虫时期高表达的 TsSPI 的功能,结果表明,这种 TsSPI 可以影响旋毛虫的发育和入侵,并在雌性生殖中发挥关键作用。因此,可以推测 TsSPI 可能在高表达阶段发挥至关重要的作用。

综上所述,本实验中 *TsSPI* 不影响旋毛虫体外存活和繁殖,但在旋毛虫肌幼虫入侵肠上皮细胞并发育为成虫的过程中发挥重要作用。结果进一步表明,*TsSPI* 可能不直接参与寄生虫自身的生长和繁殖,但在一定程度上参与调节旋毛虫与宿主的相互作用。*TsSPI* 在调节这种互作关系中发挥的作用有待进一步研究。

4.4 *TsSPI* 基因沉默在旋毛虫入侵宿主过程中的免疫调节功能研究

寄生性蠕虫是典型的长寿命寄生虫,在宿主体内可以存活数十年,无论是全身性感染阶段还是肠道感染阶段,都很少能引起强烈的症状性感染。此外,宿主体内寄生虫的完全清除通常取决于特定寄生虫的寿命,不取决于宿主的免疫和炎症反应。在蠕虫感染阶段不太常见的疾病表现通常不是由寄生虫感染引起的病理学反应,而是与宿主产生的免疫反应有关,因此在这一过程中宿主产生的过度活跃的免疫反应是有害的,对蠕虫感染的最佳反应是在没有显著组织损伤的情况下维持免疫稳态,这种免疫稳态需要有宿主和寄生虫介导的多种因素的协调,这些因素有助于控制寄生虫感染引起的病理反应,并有助于寄生虫存活和在宿主之间持续传播。

蠕虫主要通过两种方式维持这种免疫稳态:免疫抑制和免疫调节。研究表明,蠕虫分泌两类蛋白酶抑制剂包括半胱氨酸蛋白酶抑制剂、SPI,每一类都具有免疫抑制作用,其中半胱氨酸蛋白酶抑制剂可以抑制 T 细胞活化。研究表明,蛋白酶抑制剂能诱导调节性细胞因子 IL-10 的分泌,导致 T 细胞增殖并直接杀伤寄生虫。

SPI 不仅可以抑制宿主消化酶类(如胰蛋白酶、糜蛋白酶、胃蛋白酶等),还可以抑制宿主免疫相关酶(如中性粒细胞蛋白酶、组织蛋白酶 G、弹性蛋白酶等)。有研究表明,TsSPI 能减轻炎症性肠病,并调节宿主免疫应答。有学者用 TsKaSPI 和 TsSPI 免疫小鼠,结果表明:小鼠血清 IgG1、IgG2a 的表达水平及脾细胞的增殖能力均有所提高;流式细胞术结果表明树突状细胞表面标记(如 CD40、CD80、CD86、MHC-Ⅱ)呈现低表达状态,TsKaSPI 和 TsSPI 可以调控辅助性 T 细胞免疫应答并且限制树突状细胞的成熟。由此可知,在旋毛虫感染的过程中,TsSPI 可以作为影响宿主免疫功能的效应分子,但其具体的作用机制仍需进一步研究。

宿主对蠕虫的易感性与 Th1 反应相关,宿主的驱虫性与 Th2 反应相关。在旋毛虫感染早期,宿主可诱导效应细胞 Th1、Th17 和 Th2 的分化,感染初期以 Th1 型免疫反应为主,急性感染期(幼虫发育为成虫并产出新生幼虫阶段)占主导地位的免疫应答是 Th2 型免疫反应。因此在旋毛虫肠道感染阶段,宿主免疫处于 Th1/Th2 混合型反应中,并且主要以 Th2 型免疫反应为主。巨噬细胞在介导宿主防御旋毛虫感染的 Th2 型免疫反应中发挥重要作用,巨噬细胞活化的重要标志是产生大量免疫相关细胞因子,如促炎性细胞因子(TNF-α、IL-6、IL-1β、IL-12)和抗炎性细胞因子(IL-10、TGF-β)。研究表明,感染旋毛虫的大鼠血清中促炎性细胞因子水平升高。有学者发现旋毛虫的排泄分泌产物可以通过抑制促炎性细胞因子(如 TNF-α 和 IL-6)的产生来调节巨噬细胞功能,从而降低炎症性疾病的严重程度。

笔者用经 dsRNA-TsSPI 介导的 TsSPI 基因沉默的旋毛虫感染小鼠,于小鼠感染后 4 d、7 d 时取腹腔巨噬细胞,用 ELISA 检测试剂盒检测小鼠腹腔巨噬细胞培养上清中炎性细胞因子表达量。结果表明,与 control 组相比,Ts-untreated 组小鼠腹腔巨噬细胞培养上清中促炎性细胞因子(TNF-α、IL-6、IL-1β、IL-12)和抗炎性细胞因子(IL-10、TGF-β)表达量均有不同程度的升高,促炎性细胞因子和抗炎性细胞因子形成的混合体内环境有利于旋毛虫的寄生。与感染后 4 d 相比,Ts-untreated 组感染后 7 d 时 IL-1β 表达量无显著变化,TNF-α、IL-6、IL-12 表达量均有不同程度的降低,TGF-β、IL-10 表达量无显著变化。由此可知,随着感染时间的推移,旋毛虫引起的宿主免疫反应从 Th1/Th2 混合型反应转变为以 Th2 型免疫反应为主。感染 TsSPI 基因沉默的旋毛虫 4 d 后,小鼠腹腔巨噬细胞培养上清中各细胞因子表达量变化趋势与感染未经任何处理的旋毛虫的小鼠变化趋势相似,结果表明,与感染后 4 d 相比,感染后 7 d 除 IL-1β 表达量无显著变化外,促炎性细胞因子(TNF-α、IL-6、IL-12)和抗炎性细胞因子(TGF-β、IL-10)表达量均有不同程度的降低,这可能与 TsSPI 基因沉默导致肠道成虫荷降低有关。与 Ts-untreated 组小鼠相比,Ts-dsRNA-TsSPI 组小鼠腹腔巨噬细胞培养上清中促炎性细胞因子(TNF-α、IL-6、IL-1β、IL-12)表达量均有不同程度的升高。感染后 7 d,Ts-untreated 组和 Ts-dsRNA-TsSPI 组小鼠腹腔巨噬细胞培养上清中抗炎性细胞因子(IL-10 和 TGF-β)表达量无显著差异。由此可知,感染 TsSPI 基因沉默的旋毛虫会引起的宿主炎性反应显著加剧,TsSPI 可能通过影响宿主炎症因子之间的平衡进而缓解旋毛虫引起的宿主炎性反应。感染后 7 d,TsSPI 基因沉默会导致细胞因子升高幅度降低,一方面可能由于感染后 7 d 时 dsRNA-TsSPI 介导的 TsSPI 基因沉默效率降低,另一方面可能由于 TsSPI 基因沉默导致肠道成虫荷降低。

刺激因子(如 LPS)可以刺激、活化巨噬细胞,并启动巨噬细胞中一系列免疫相关因子的转录活化,这些刺激因子需要与细胞表面受体结合才能将刺激信号传入细胞内。Toll 样受体是巨噬细胞表面重要的模式识别受体之一,可以识别大多数病原体重要成分[如病原体相关分子模式(PAMP)],还会引发炎性反应,并最终激活获得性免疫。有研究表明,旋毛虫虫体抗原和 ES 均可以降低 PAMP 并刺激激活的 TLR2、TLR4 的转录水平,而 TsKaSPI 和 TsSPI 可以降低 LPS 刺激激活的 TLR4 的转录水平。TLR 家族包含很多成员,但所有的 TLR 信号通路都以转录因子 NF-κB 的激活为顶点,NF-κB 控制一系列炎性细胞因子的表达。由 P65 和 P50 组成的异二聚体是 NF-κB 最常被激活的形式。有学者发现利士曼原虫感染宿主后能够通过诱导来损害 P65 的功能,降低细胞因子和黏附分子的转录表达,破坏树突状细胞和巨噬细胞的免疫原性。

笔者利用 western blot 检测各组小鼠腹腔巨噬细胞 NF-κB 磷酸化水平,结果表明,与 control 组小鼠相比,Ts－untreated 组、Ts－control dsRNA 组、Ts-dsRNA-TsSPI 组小鼠腹腔巨噬细胞 NF-κB 磷酸化水平极显著升高。与感染后 4 d 相比,Ts-untreated 组、Ts-dsRNA-TsSPI 组在感染后 7 d 时小鼠腹腔巨噬细胞 NF-κB 磷酸化水平极显著降低,间接证明了随着感染时间的推移,旋毛虫引起的宿主免疫反应从 Th1/Th2 混合型反应转变为以 Th2 型免疫反应为主。与 Ts-untreated 组小鼠相比,Ts-dsRNA-TsSPI 组小鼠腹腔巨噬细胞 NF-κB 磷酸化水平极显著升高,说明 TsSPI 可以缓解由旋毛虫感染引起的巨噬细胞 NF-κB 磷酸化,进而抑制宿主炎症反应。

巨噬细胞在宿主免疫体系中的功能十分复杂,不仅可以促进宿主免疫反应,而且可以抑制机体炎症反应,这种矛盾的反应取决于巨噬细胞的分化方向,即巨噬细胞极化。CAM 和 AAM 在蠕虫(如旋毛虫)感染中发挥不同的效应功能。CAM 可以在蠕虫感染早期识别入侵病原体,激活 NF-κB 等细胞通路,分泌大量促炎性细胞因子(如 TNF-α、IL-6、IL-1β、IL-12),介导 Th1 免疫应答,杀伤入侵的病原微生物;还可以通过表达诱导型 iNOS 产生大量的一氧化氮并直接杀伤寄生虫。在蠕虫感染过程中,虽然 AAM 也可以介导杀伤寄生虫,但 AAM 最关键的功能是保护宿主免受由寄生虫引起的炎症,并介导吞噬和清除细胞碎片,促进组织损伤后的伤口愈合。AAM 可以通过产生抗炎性细胞因子(如 IL-10、TGF-β)来调节免疫反应,帮助机体控制 Th1 型免疫反应,并介导 Th2 型免疫反应,其中 IL-10 还可以抑制由 CAM 诱导的 iNOS 的表达。旋毛虫感染还可以通过诱导 AAM 极化进而调节宿主 Th2 型免疫应答。此外,AAM 的标志性衍生物 Arg-1 在蠕虫感染过程中发挥重要作用。有学者研究了 Arg-1 缺陷小鼠模型,研究表明,Arg-1 在控制曼氏血吸虫引起的病理性肉芽肿和介导 Th2 型免疫反应方面发挥重要作用。CAM 标志物 iNOS 和 AAM 标志物 Arg-1 会竞争底物 L-精氨酸,提高 Arg-1 活性会导致 iNOS 介导的 L-精氨酸利用率降低并减少一氧化氮的产生,这表明经典激活和替代性活化之间的平衡对蠕虫寄生虫的免疫至关重要。

笔者利用 qPCR 检测感染旋毛虫的小鼠腹腔巨噬细胞中效应因子 iNOS、Arg-1 相对表达量,结果表明,与 control 组小鼠相比,Ts-untreated 组、Ts-control dsRNA 组、Ts-dsRNA-TsSPI 组小鼠腹腔巨噬细胞中效应因子 iNOS、Arg-1 相对表达量均极显著升高。与感染后 4 d 相比,感染后 7 d 小鼠腹腔巨噬细胞 iNOS 相对表达量降低,而 Arg-1 对表达量升高,说明旋毛虫感染可以调节宿主巨噬细胞极化。与 Ts-untreated 组小鼠相比,Ts-dsRNA-TsSPI 组小鼠腹腔巨噬细胞中效应因子 iNOS 相对表达量显著升高,而效应因子 Arg-1 相对表达量显著降低,说明 TsSPI 在旋毛虫调节宿主巨噬细胞极化中发挥重要作用。

综上所述,dsRNA 介导的 TsSPI 基因沉默可以影响旋毛虫引起的巨噬细胞极化,增强巨噬细胞 NF-κB 磷酸化水平,促进巨噬细胞分泌炎性细胞因子。说明 TsSPI 可能通过调节巨噬细胞极化和巨噬细胞 NF-κB 磷酸化,从而调节宿主免疫应答。

4.5　重组蛋白 TsSPI 调节巨噬细胞极化的研究

在非刺激条件下,NF-κB 通过 IκB 的相互作用,以不活跃的形式被隔离在巨噬细胞的细胞质中。当外界刺激信号通过模式识别受体传递到巨噬细胞内,巨噬细胞向 CAM 极性分化,依赖丝氨酸/苏氨酸(Ser/Thr)激酶活性的 IRAK 与接头蛋白分离并发生磷酸化,进入泛素化途径并最终介导 IκB 蛋白的磷酸化和泛素化降解,NF-κB 被释放,核定位信号暴露,随后进入细胞核,开始调控 TNF-α、IL-1β、IL-6、IL-12 等炎性细胞因子及趋化因子的基因转录。前人研究表明,分泌性白细胞蛋白酶抑制因子(SLPI)可以抑制弹性蛋白酶、组织蛋白酶、胰蛋白酶等丝氨酸蛋白酶活性,抑制巨噬细胞活性,并通过抑制 IRAK、IκBα、IκBβ 的降解,进一步抑制 LPS 诱导的 NF-κB 激活,且这一生理功能与蛋白酶抑制剂活性有关(无抑制活性的 SLPI 无法调节 NF-κB 激活),SLPI 可能通过一种依赖于其抗蛋白酶活性的机制,直接或间接地通过抑制泛素蛋白酶体途径发挥其作用。因此笔者推测与 SLPI 有相似抑制酶活性的 TsSPI 也是通过类似的途径来抑制 NF-κB 活化。

笔者诱导表达重组蛋白 TsSPI 和 muTsSPI,利用 TsSPI 和 muTsSPI 研究重组蛋白对巨噬细胞极化的影响,并用 qPCR 检测 CAM 相关因子表达水平。结果表明,TsSPI 可以抑制 LPS 介导巨噬细胞分泌 CAM 促炎性细胞因子(TNF-α、IL-6、IL-1β、IL-12)和 CAM 标志效应因子(iNOS)的转录表达。由此可知,TsSPI 可以依赖丝氨酸蛋白酶抑制活性抑制促炎性细胞因子(TNF-α、IL-6、IL-1β、IL-12)和 CAM 标志效应因子(iNOS)的释放,阻止巨噬细胞向 CAM 极化。

笔者利用 western blot 检测巨噬细胞 NF-κB P65 磷酸化水平和 IRAK 通路相关蛋白 IRAK 和 IκBα 的表达情况。结果表明,重组蛋白 TsSPI 可以抑制 LPS 介导的 IRAK、IκBα 的降解和 NF-κB P65 的磷酸化,muTsSPI 调节功能不如 TsSPI。综上所述,TsSPI 可以依赖丝氨酸蛋白酶抑制活性抑制 LPS 介导的 IRAK 细胞通路活化,并抑制核因子 NF-κB 发生磷酸化后进入细胞核,并可能通过这样的方式,达到抑制相关促炎性细胞因子(TNF-α、IL-6、IL-1β、IL-12)和 CAM 标志效应因子(iNOS)释放的目的,这也进一步验证了 TsSPI 可以阻止宿主巨噬细胞向 CAM 极化。

有学者利用基因敲除技术在小鼠体内敲除 STAT3 基因,发现小鼠巨噬细胞分泌的促炎性细胞因子显著增加。蠕虫感染主要通过 IL-4 和 IL-13 介导 IL-4R/STAT 信号驱动 AAM 相关基因的表达增加,旋毛虫依旧能诱导 IL-4Ra 缺陷小鼠产生 Th2 型免疫反应。旋毛虫 ES 中的重要成分 53 kDa 蛋白(TsP53)

可以介导巨噬细胞高表达 MR、Arg-1、Ym-1 等 AAM 标志性因子,并诱导腹腔巨噬细胞向 AAM 极性分化,而 TsP53 对 AAM 的影响并不依赖于 IL-4Rα,但 *STAT* 在这一过程中依旧是不可或缺的关键因子。

笔者利用重组蛋白 TsSPI 和 muTsSPI 直接刺激巨噬细胞,用 qPCR 检测 AAM 相关因子表达水平。结果表明:TsSPI 可以有效地促进抗炎性细胞因子(IL-10、TGF-β)和 AAM 标志效应因子(Arg-1)的转录表达;如果改用突变体刺激,这种调节功能减弱。可见 TsSPI 可以依赖丝氨酸蛋白酶抑制活性促进抗炎性细胞因子(IL-10、TGF-β)和 AAM 标志效应因子(Arg-1)的分泌,并促进巨噬细胞向 AAM 极化。

笔者利用 western blot 检测巨噬细胞中 JAK2/STAT3 信号通路中重要蛋白 JAK2 和 STAT3 磷酸化水平。结果表明:重组蛋白 TsSPI 和突变体重组蛋白 muTsSPI 均可以刺激 JAK2 和 STAT3 发生磷酸化,并激活 JAK2/STAT3 信号通路;与使用重组蛋白 TsSPI 相比,改用丝氨酸蛋白酶抑制剂活性降低的突变体重组蛋白 muTsSPI 刺激并不影响这种调节功能。可见 TsSPI 可以刺激激活 JAK2/STAT3 信号通路,但这种调节功能可能并不依赖其丝氨酸蛋白酶抑制活性,进一步验证了 TsSPI 可以促进宿主巨噬细胞向 AAM 极化。

综上所述,TsSPI 可以依赖丝氨酸蛋白酶抑制活性进而调节相应细胞因子和巨噬细胞极性相关效应因子的表达。因此笔者推测 TsSPI 可能通过调节巨噬细胞极化,进而影响宿主炎性因子之间的平衡,以此调节宿主免疫反应,这为旋毛虫在宿主中的定殖创造有利条件。

第 5 章　结论

（1）旋毛虫 TsSPI 包含 1 个经典的 serpin 结构域，没有信号肽，有 1 个跨膜区，为分泌型蛋白质。

（2）siRNA-153、siRNA-479、siRNA-986、dsRNA-TsSPI 均可有效地抑制 *TsSPI* 基因表达和 TsSPI 蛋白表达，dsRNA-TsSPI 干扰具有基因特异性。

（3）*TsSPI* 基因沉默不显著影响旋毛虫肌幼虫的体外存活率，但可显著抑制肌幼虫对肠上皮细胞的入侵。

（4）用 *TsSPI* 基因沉默的旋毛虫感染小鼠，小鼠肠道 LPG 和成虫荷显著降低，但生殖力无显著变化。由 *TsSPI* 基因沉默的遗传性分析结果可知，与 PBS 空白对照组相比，dsRNA 组成虫 *TsSPI* 基因相对表达量极显著降低，P1 代肌幼虫 *TsSPI* 基因相对表达量降低但无显著差异。

（5）*TsSPI* 基因沉默可以增强小鼠腹腔巨噬细胞 NF-κB 磷酸化水平，并提高巨噬细胞培养上清中细胞因子表达量。

（6）*TsSPI* 基因沉默可以调节小鼠腹腔巨噬细胞中 CAM 标志效应因子（iNOS）和 AAM 标志效应因子（Arg-1）的表达。

（7）重组蛋白 TsSPI 可以依赖丝氨酸蛋白酶抑制活性抑制 LPS 介导的 NF-κB 通路活性，并抑制相应促炎性细胞因子和 CAM 标志效应因子（iNOS）的表达。

（8）重组蛋白 TsSPI 可以刺激激活 JAK2/STAT3 信号通路，并促进巨噬细胞分泌抗炎性细胞因子和 AAM 标志效应因子（Arg-1）。

附　　录

附录1　缩略词表

附表 1-1　缩略词表

缩写	英文全称	中文全称
T. spiralis	*Trichinella spiralis*	旋毛虫
ELISA	enzyme linked immunosorbent assay	酶联免疫吸附实验
SPI	serine protease inhibitors	丝氨酸蛋白酶抑制剂
TsSPI	*Trichinella spiralis* serine protease inhibitors	旋毛虫丝氨酸蛋白酶抑制剂
RNAi	RNA interference	核糖核酸干扰
dsRNA	double-stranded RNA	双链 RNA
siRNA	small interfering RNA	小干扰核糖核酸
RISC	RNA-induced silencing complex	核糖核酸介导的沉默复合体
ECL	enhanced chemiluminescence	增强化学发光剂
IECs	intestinal epithelial cells	单层肠上皮细胞
dpi	days postinfection	感染后天数
LPG	larvae per gram	每克幼虫数
Tspmy	*Trichinella spiralis* paramyosin	旋毛虫腹肌球蛋白
OIE	office international des epizooties	世界动物卫生组织
ACP	acid phosphatase	酸性磷酸酶
S. ratti	*Strongyloides ratti*	鼠类圆线虫
O. volvulus	*Onchocerca volvulus*	盘尾丝虫
A. suum	*Ascaris suum*	猪蛔虫
H. contortus	*Haemonchus contortus*	捻转血毛线虫

续表

缩写	英文全称	中文全称
S. japonicum	*Schistosoma japonicum*	日本血吸虫
C. sinensis	*Clonorchis sinensis*	华支睾吸虫
ES	excretion and secretion of antigen	排泄分泌抗原
KaSPI	Kazal type serine protease inhibitors	Kazal 型丝氨酸蛋白酶抑制剂
TsKaSPI	*Trichinella spiralis* Kazal type serine protease inhibitors	旋毛虫 Kazal 型丝氨酸蛋白酶抑制剂
H. polygyrus	*Heligmosomoides polygyrus*	多形螺旋线虫
RCL	reactive centre loop	活性中心环
Smapin	small serine protease inhibitors	小型丝氨酸蛋白酶抑制剂
IgE	immunoglobulinE	E 型免疫球蛋白
IL-1	interleukin-1	白细胞介素-1
IL-4	interleukin-4	白细胞介素-4
IL-6	interleukin-6	白细胞介素-6
IL-9	interleukin-9	白细胞介素-9
IL-10	interleukin-10	白细胞介素-10
IL-12	interleukin-12	白细胞介素-12
IL-13	interleukin-13	白细胞介素-13
IL-21	interleukin-21	白细胞介素-21
IgG	immunoglobulinG	G 型免疫球蛋白
Tregs	regulatory T cells	调节性 T 淋巴细胞
nTregs	natural regulatory T cells	自然调节性 T 细胞
aTregs	adaptive regulatory T cells	适应性调节性 T 细胞
TGF-β	transforming growth factor β	转化生长因子 β
CTLA-4	T lymphocyte associated protein 4	T 淋巴细胞相关蛋白 4
PD-1	programmed death receptor 1	程序性死亡受体 1
GRAIL	genes related to anergy in lymphocytes	与淋巴细胞无能相关的基因

续表

缩写	英文全称	中文全称
TsAdSPI	*Trichinella spiralis* adult serine protease inhibitor	旋毛虫成虫丝氨酸蛋白酶抑制剂
CAM/M1	classically activated macrophage	经典激活的巨噬细胞
AAM/M2	alternative activated macrophages	替代性活化的巨噬细胞
IFN-γ	interferon-γ	γ 干扰素
LPS	lipopolysaccharide	脂多糖
TLR	toll like receptor	Toll 样受体
TNF-α	tumor necrosis factor α	肿瘤坏死因子 α
IL-1β	interleukin-1β	白细胞介素-1β
iNOS	inducible nitric oxide synthase	诱导型一氧化氮合酶
GM-CSF	granulocyte macrophage colony stimulating factor	粒细胞-巨噬细胞集落刺激因子
MCP-1	monocyte chemoattractant protein-1	单核细胞趋化蛋白-1
PAMP	pathogen components and pathogen related molecular patterns	病原体成分病原体相关分子模式
NF-κB	transcription factor nuclear factor kappaB	转录因子核因子 kappaB
IκB	NF-kappa-B inhibitor	NF-κB 抑制剂
IRAK	IL-1 receptor associated kinase	IL-1 受体相关激酶
MyD88	adaptor protein myeloid differentiation factor 88	接头蛋白髓样分化因子 88
TRAF6	TNF receptor associated factor 6	泛素连接酶 6
TAB-1	TAK -1 binding protein -1	TAK1 结合蛋白 1
TAB-2	TAK -1 binding protein -2	TAK1 结合蛋白 2
TAK-1	TGF - β kinase	TGF -β 激酶
IκK	inhibitor of kappa B kinase complex	激活 IκB 激酶复合物
MAPK	mitogen activated protein kinase	丝裂原活化蛋白激酶
NOS	nitric oxide synthase	一氧化氮合酶

续表

缩写	英文全称	中文全称
MR	mannose receptor	甘露糖受体
IL-4Rα	interleukin-4 receptor α	白介素 4 受体 α
AMCase	acidic mammalian chitinase	酸性哺乳动物几丁质酶
FIZZ1	found in inflammatory zone 1	炎症区域分子-1
Arg-1	arginase-1	精氨酸酶-1
JAK	janus kinase	非受体酪氨酸激酶
STAT	signal transducer and activator of transcription	信号传导及转录激活蛋白
RELM	resistin like molecule	抵抗素样分子
PPARγ	peroxisome proliferator activated receptor γ	过氧化物酶体增殖物激活受体 γ
Irf4	interferon regulatory factor 4	干扰素调节因子 4
KLF4	krüppel like factors-4	Krüppe 样因子 4
TSLP	thymic stromal lymphopoietin	胸腺间质淋巴细胞生成素
Bregs	regulatory B cells	调节性 B 淋巴细胞
MIF	macrophage migration inhibitory factor	巨噬细胞移动抑制因子
PD-L1	programmed death ligand 1	程序性死亡配体 1
PD-L2	programmed death ligand 2	程序性死亡配体 2
N. brasiliensis	*Nippostrongylus brasiliensis*	巴西日圆线虫
PAF-AH	platelet activating factor acetylhydrolase	血小板活化因子水解酶
PAF	platelet activating factor acetylhydrolase	血小板活化因子
IBD	inflammatory bowel disease	炎症性肠病
T1D	type 1 diabetes	1 型糖尿病
SLPI	secretory leukocyte proteacse inhibitor	分泌性白细胞蛋白酶抑制因子
PCR	polymerase chain reaction	聚合酶链式反应
qPCR	quantitative PCR	定量 PCR

续表

缩写	英文全称	中文全称
O. niloticus	*Oreochromis niloticus*	尼罗罗非鱼
T. nelsoni	*Trichinella nelsoni*	纳氏旋毛虫
A. platyrhynchos	*Anas platyrhynchos*	绿头鸭
T. nativa	*Trichinella nativa*	本地毛形线虫
T. murrelli	*Trichinella murrelli*	米氏旋毛虫
T. pseudospiralis	*Trichinella pseudospiralis*	伪旋毛虫
S. baturini	*Soboliphyme baturini*	巴氏芽结线虫
A. centrarchus	*Archocentrus centrarchus*	柄斑始丽鱼
P. damicornis	*Pocillopora damicornis*	鹿角杯形珊瑚
P. miniata	*Patiria miniata*	福海星
B. lanceolatum	*Branchiostoma lanceolatum*	文昌鱼
B. taurus	*Bos taurus*	牛
O. aries	*Ovis aries*	绵羊
P. japonicus	*Penaeus japonicus*	日本对虾
R. microplus	*Rhipicephalus microplus*	微小扇头蜱
P. ferrophilus	*Palaeococcus ferrophilus*	深海热液区超嗜热古菌
T. gammatolerans	*Thermococcus gammatolerans*	极端嗜热古菌
T. suis	*Trichuris suis*	猪鞭虫
T. trichiura	*Trichuris trichiura*	毛首鞭虫
D. melanogaster	*Drosophila melanogaster*	黑腹果蝇
C. felis	*Ctenocephalides felis*	猫蚤
A. thaliana	*Arabidopsis thaliana*	拟南芥
G. pamelaeae	*Gordonibacter pamelaeae*	棒状戈登菌
R. virus	*Raccoonpox virus*	浣熊痘病毒
B. longum	*Bifidobacterium longum*	长双歧杆菌
E. virus	*Ectromelia virus*	脱脚病病毒

续表

缩写	英文全称	中文全称
M. musculus	*Mus musculus*	小鼠
H. sapiens	*Homo sapiens*	人类
P. infestans	*Phytophthora infestans*	致病疫霉
C. sativa	*Cannabis sativa*	大麻
H. microstoma	*Hymenolepis microstoma*	微口膜壳绦虫
A. ceylanicum	*Ancylostoma ceylanicum*	锡兰钩虫
GAPDH	glyceraldehyde-3-phosphate dehydrogenase	甘油醛-3-磷酸脱氢酶
R. haemaphysaloides	*Rhipicephalus haemaphysaloides*	镰形扇头蜱
TsPMY	*Trichinella spiralis* paramyosin	旋毛虫副肌球蛋白

附录 2　重要基因序列

1. *TsSPI* 核酸序列见附图 2-1。

AGATTATTGGAGAAAATTGTGGAATTGTTGTGAACGAAATGGAAACAGAAATTGCAAAA
CCATTAGCTGATTTCGCTTATTCGCTTTATCAATTGGAAGAAGCAGGAAATGTATTCTTTT
CACCAGTATCGATTTTTCTGGCACTTGCAATGGTATTTTTTGGATCCAACGGTAATACAAA
TACTCAACTGCTGAATGTGATGTTCAAAGCTGGCTGGAAGAAAAATCGTACAAAAAAGG
CAATGCGGTCGTTCGTTTCATCGCTCACCATCGATGAATACTATGATGCTTCTTTGAAATT
GGCCAATCGATTGTATGCTAATGATCAATATCCAATATTGCATCCATTTCTTAAAGATGTG
AAAAGATATCTATCAAGTGATTTGGTTAGTGTAAATTTTGCCGACACTGAAGCAGCACGT
TTGCAGATTAATAAGTGGGTGAGCGATCAGACGAATCATAAAATCAACGATTTGCTTCAA
TCTGGAACAGTTGAGGCAAATACTCGCCTTATCGCCGTCAACGCAATTTATTTCAAAGCC
TCTTGGGATGAGGTTTTCGACGAAGCACATACAAAGCGGAAAAAATTTTATCCAACACCG
CACAGTTCAATTAAAATACCAATGATGACACAGACAAATGGATATTCGTATTATGAAACT
GAAGATTATCAATTTCTTGGAATGGATTATTATCCAGAATATCTTAAAATGTTCATTTTAT
TACCAAAGTCAGGAAAAACACTTTCTGAATTACAACAAAAGTTTAATGGAGAAACTCTGT
TAAATTTGGTATCCAAAGTTAGCGGTGCTGAAGTGAAAGTGACAATTCCAAAAATGAAG
TTTGAGAAACAGATGAATTTAGTTGGCATTGAAGAAACTTGGTATAGAAGATCTTTTC
ATTCCTGGAAAAGCAGATCTTTCTGGAATTTGTGTTAAAGAAAAGCTTTATGTATCTGAT
ATTGTTCACAAAGCGTATCTAGAGTTCAATGAAGAAGGAACTGAAGCAGCAGCAGCGAC
CGCCGATCGCATAGTACCCATGTCCGGCGTTATGTATGAAGACAGTTTTGAATTTGTTGCT
GATCATCCATTTCTTTTCTTCATCTTTGACAGCAGATCAAAAGCGATTCTTTTTATTGGAC
GTTTTTCTGGTAATTAAAGATAATTAGAAAATGGATAAATGGAGAAAAATGATTTTTGCT
GGGTGAAAATGCAAGTTTTAAAAGTATTTGAAAATATTTTTTAATGATGATTTTTATTGTA
TGGGAAAATAGTAAAGAATATTTCATGCAAAAAAAAAAAAAAAAAAAA

附图 2-1　*TsSPI* 核酸序列
注：阴影部分为 dsRNA-TsSPI 位置。

2. eGFP 核酸序列及 dsRNA 位置见附图 2-2。

ATGGTGAGCAAGGGCGAGGAGCTGTTCACCGGGGTGGTGCCCATCCTGGTCGAGCTG
GACGGCGACGTAAACGGCCACAAGTTCAGCGTGCGCGGCGAGGGCGAGGGCGATGC
CACCAACGGCAAGCTGACCCTGAAGTTCATCTGCACCACCGGCAAGCTGCCCGTGCC
CTGGCCCACCCTCGTGACCACCCTGACCTACGGCGTGCAGTGCTTCAGCCGCTACCCC
GACCACATGAAGCAGCACGACTTCTTCAAGTCCGCCATGCCCGAAGGCTACGTCCAG
GAGCGCACCATCTCCTTCAAGGACGACGGCACCTACAAGACCCGCGCCGAGGTGAAG
TTCGAGGGCGACACCCTGGTGAACCGCATCGAGCTGAAGGGCATCGACTTCAAGGAG
GACGGCAACATCCTGGGGCACAAGCTGGAGTACAACTTCAACAGCCACAACGTCTAT
ATCACGGCCGACAAGCAGAAGAACGGCATCAAGGCGAACTTCAAGATCCGCCACAA
CGTCGAGGACGGCAGCGTGCAGCTCGCCGACCACTACCAGCAGAACACCCCCATCGG
CGACGGCCCCGTGCTGCTGCCCGACAACCACTACCTGAGCACCCAGTCCAAGCTGAG
CAAAGACCCCAACGAGAAGCGCGATCACATGGTCCTGCTGGAGTTCGTGACCGCCGC
CGGGATCACTCTCGGCATGGACGAGCTGTACAAGTAA

附图 2-2　eGFP 核酸序列及 dsRNA 位置

注:阴影部分为 dsRNA 位置。

3. muTsSPI 突变位点见附图 2-3。

```
1    .................................ATGGAAACAGAAATTGCAAAAC
                                      |||||||||||||||||||||||
1    AGATTATTGGAGAAAATTGTGGAATTGTTGTGAACGAAATGGAAACAGAAATTGCAAAAC

23   CATTAGCTGATTTCGCTTATTCGCTTTATCAATTGGAAGAAGCAGGAAATGTATTCTTTT
     ||||||||||||||||||||||||||||||||||||||||||||||||||||||||||||
61   CATTAGCTGATTTCGCTTATTCGCTTTATCAATTGGAAGAAGCAGGAAATGTATTCTTTT

83   CACCAGTATCGATTTTTCTGGCACTTGCAATGGTATTTTTTGGATCCAACGGTAATACAA
     ||||||||||||||||||||||||||||||||||||||||||||||||||||||||||||
121  CACCAGTATCGATTTTTCTGGCACTTGCAATGGTATTTTTTGGATCCAACGGTAATACAA

143  ATACTCAACTGCTGAATGTGATGTTCAAAGCTGGCTGGAAGAAAAATCGTACAAAAAAGG
     ||||||||||||||||||||||||||||||||||||||||||||||||||||||||||||
181  ATACTCAACTGCTGAATGTGATGTTCAAAGCTGGCTGGAAGAAAAATCGTACAAAAAAGG
```

```
203   CAATGCGGTCGTTCGTTTCATCGCTCACCATCGATGAATACTATGATGCTTCTTTGAAAT
      ||||||||||||||||||||||||||||||||||||||||||||||||||||||||||||
241   CAATGCGGTCGTTCGTTTCATCGCTCACCATCGATGAATACTATGATGCTTCTTTGAAAT


263   TGGCCAATCGATTGTATGCTAATGATCAATATCCAATATTGCATCCATTTCTTAAAGATG
      ||||||||||||||||||||||||||||||||||||||||||||||||||||||||||||
301   TGGCCAATCGATTGTATGCTAATGATCAATATCCAATATTGCATCCATTTCTTAAAGATG


323   TGAAAAGATATCTATCAAGTGATTTGGTTAGTGTAAATTTTGCCGACACTGAAGCAGCAC
      ||||||||||||||||||||||||||||||||||||||||||||||||||||||||||||
361   TGAAAAGATATCTATCAAGTGATTTGGTTAGTGTAAATTTTGCCGACACTGAAGCAGCAC


203   CAATGCGGTCGTTCGTTTCATCGCTCACCATCGATGAATACTATGATGCTTCTTTGAAAT
      ||||||||||||||||||||||||||||||||||||||||||||||||||||||||||||
241   CAATGCGGTCGTTCGTTTCATCGCTCACCATCGATGAATACTATGATGCTTCTTTGAAAT

443   AATCTGGAACAGTTGAGGCAAATACTCGCCTTATCGCCGTCAACGCAATTTATTTCAAAG
      ||||||||||||||||||||||||||||||||||||||||||||||||||||||||||||
481   AATCTGGAACAGTTGAGGCAAATACTCGCCTTATCGCCGTCAACGCAATTTATTTCAAAG


503   CCTCTTGGGATGAGGTTTTCGACGAAGCACATACAAAGCGGAAAAAATTTTATCCAACAC
      ||||||||||||||||||||||||||||||||||||||||||||||||||||||||||||
541   CCTCTTGGGATGAGGTTTTCGACGAAGCACATACAAAGCGGAAAAAATTTTATCCAACAC


563   CGCACAGTTCAATTAAAATACCAATGATGACACAGACAAATGGATATTCGTATTATGAAA
      ||||||||||||||||||||||||||||||||||||||||||||||||||||||||||||
601   CGCACAGTTCAATTAAAATACCAATGATGACACAGACAAATGGATATTCGTATTATGAAA


623   CTGAAGATTATCAATTTCTTGGAATGGATTATTATCCAGAATATCTTAAAATGTTCATTT
      ||||||||||||||||||||||||||||||||||||||||||||||||||||||||||||
661   CTGAAGATTATCAATTTCTTGGAATGGATTATTATCCAGAATATCTTAAAATGTTCATTT


683   TATTACCAAAGTCAGGAAAAACACTTTCTGAATTACAACAAAAGTTTAATGGAGAAACTC
      ||||||||||||||||||||||||||||||||||||||||||||||||||||||||||||
721   TATTACCAAAGTCAGGAAAAACACTTTCTGAATTACAACAAAAGTTTAATGGAGAAACTC


743   TGTTAAATTTGGTATCCAAAGTTAGCGGTGCTGAAGTGAAAGTGACAATTCCAAAAATGA
      ||||||||||||||||||||||||||||||||||||||||||||||||||||||||||||
781   TGTTAAATTTGGTATCCAAAGTTAGCGGTGCTGAAGTGAAAGTGACAATTCCAAAAATGA


803   AGTTTGAGAAACAGATGAATTTAGTTGAAGCATTGAAGAAACTTGGTATAGAAGATCTTT
      ||||||||||||||||||||||||||||||||||||||||||||||||||||||||||||
841   AGTTTGAGAAACAGATGAATTTAGTTGAAGCATTGAAGAAACTTGGTATAGAAGATCTTT


863   TCATTCCTGGAAAAGCAGATCTTTCTGCAATTTGTCTTAAAGAAAAGCTTTATGTATCTG
      ||||||||||||||||||||||||||||||||||||||||||||||||||||||||||||
901   TCATTCCTGGAAAAGCAGATCTTTCTGGAATTTGTGTTAAAGAAAAGCTTTATGTATCTG


923   ATATTGTTCACAAAGCGTATCTAGAGTTCAATGAAGAAGGAACTGAAGCAGCAGCAGCGA
      ||||||||||||||||||||||||||||||||||||||||||||||||||||||||||||
961   ATATTGTTCACAAAGCGTATCTAGAGTTCAATGAAGAAGGAACTGAAGCAGCAGCAGCGA
```

```
983   CCGCCGATCGCATAGTACCCGCAGCAGGCGTTATGTATGAAGACAGTTTTGAATTTGTTG
      |||||||||||||||||||    |  ||||||||||||||||||||||||||||||||||||
1021  CCGCCGATCGCATAGTACCCATGTCCGGCGTTATGTATGAAGACAGTTTTGAATTTGTTG

1043  CTGATCATCCATTTCTTTTCTTCATCTTTGACAGCAGATCAAAAGCGATTCTTTTTATTG
      ||||||||||||||||||||||||||||||||||||||||||||||||||||||||||||
1081  CTGATCATCCATTTCTTTTCTTCATCTTTGACAGCAGATCAAAAGCGATTCTTTTTATTG

1103  GACGTTTTTCTGGTAATTAA........................................
      ||||||||||||||||||||
1141  GACGTTTTTCTGGTAATTAAAGATAATTAGAAAATGGATAAATGGAGAAAAATGATTTTT

1123  ............................................................

1201  GCTGGGTGAAAATGCAAGTTTTAAAAGTATTTGAAAATATTTTTTAATGATGATTTTTAT

1123  ............................................................

1261  TGTATGGGAAAATAGTAAAGAATATTTCATGCAAAAAAAAAAAAAAAAAAA
```

附图 2-3　muTsSPI 突变位点

注：上面序列为 muTsSPI 序列，下面为 TsSPI 序列，阴影部分为点突变位置。

附录3　旋毛虫入侵肠上皮细胞的过程及判定

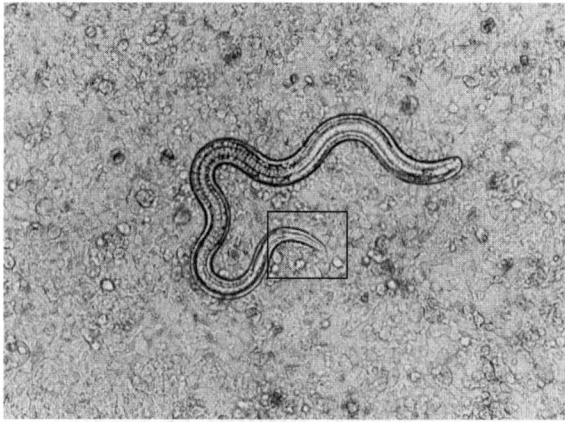

附图 3-1

注:如方框内,此时旋毛虫还未入侵肠上皮细胞。

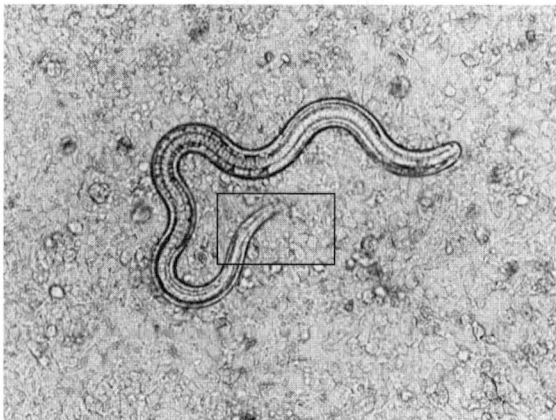

附图 3-2

注:如方框内,旋毛虫开始入侵肠上皮细胞。

附录 4　感染旋毛虫的小鼠血清中细胞因子表达量变化

感染未经任何处理的旋毛虫的小鼠血清中细胞因子表达量见附图 4-1,感染经过 dsRNA-TsSPI 处理的旋毛虫的小鼠血清中细胞因子表达量见附图 4-2,不同处理组小鼠血清中细胞因子表达量见附图 4-3。

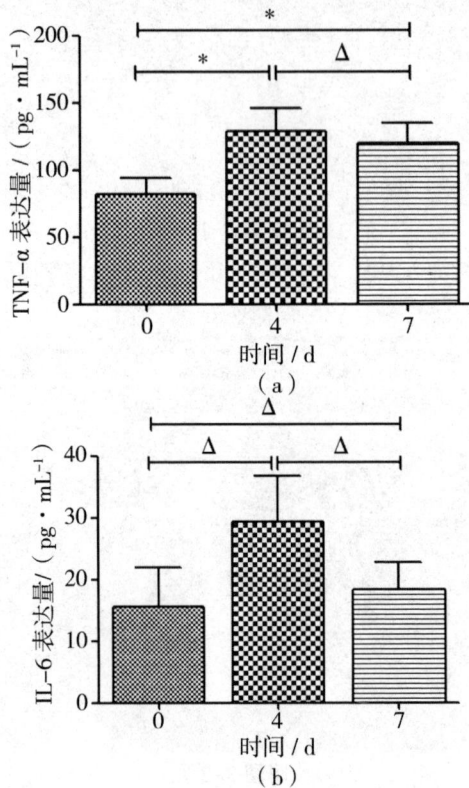

（a）

（b）

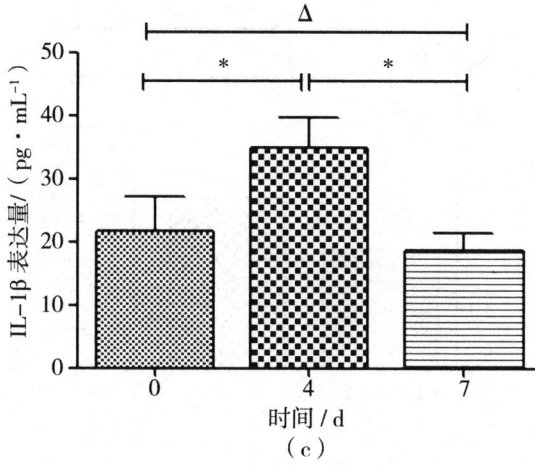

（c）

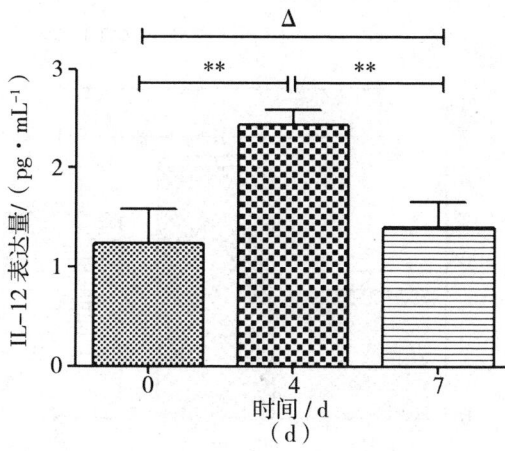

（d）

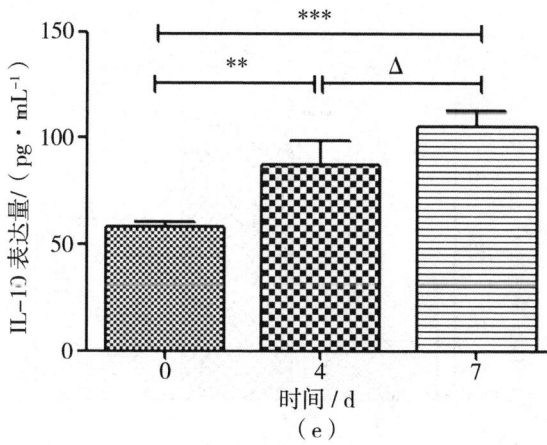

（e）

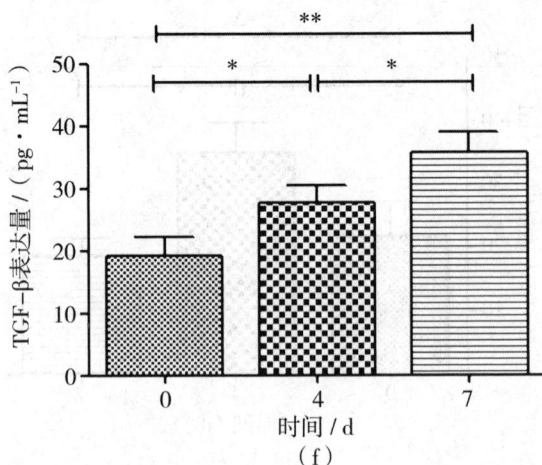

（f）

附图 4-1　感染未经任何处理的旋毛虫的小鼠血清中细胞因子表达量

注：* 表示 $p < 0.05$，** 表示 $p < 0.01$，*** 表示 $p < 0.001$，Δ 表示 $p > 0.05$。

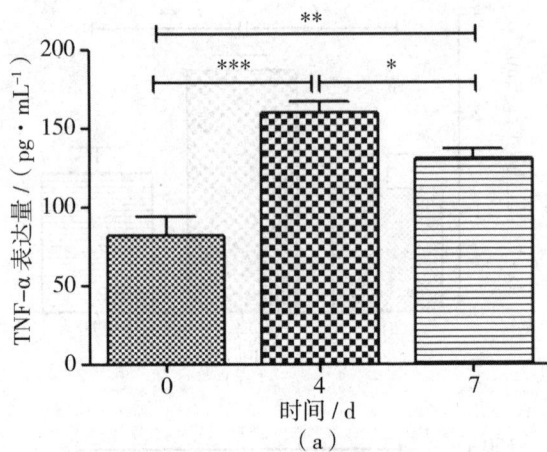

（a）

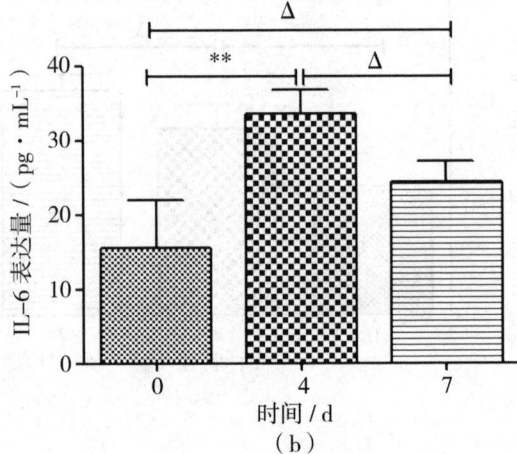

（b）

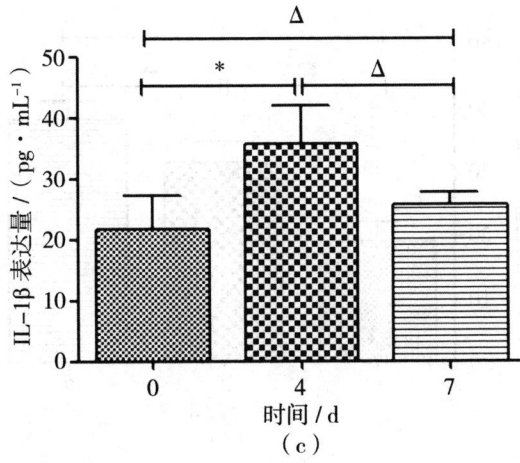

（c）

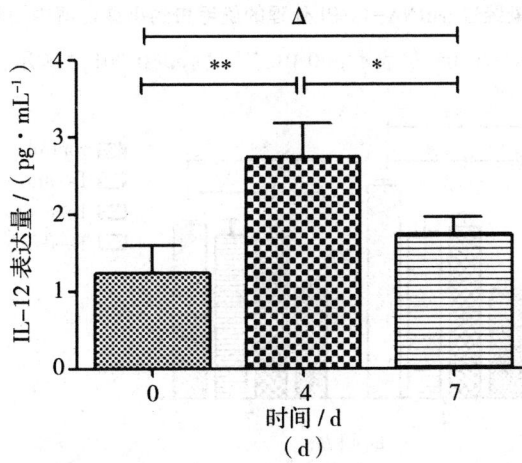

（d）

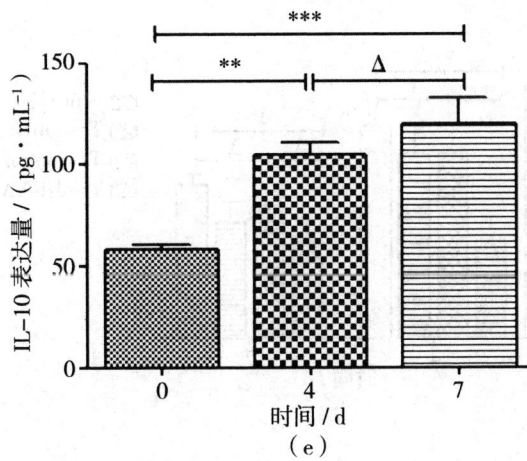

（e）

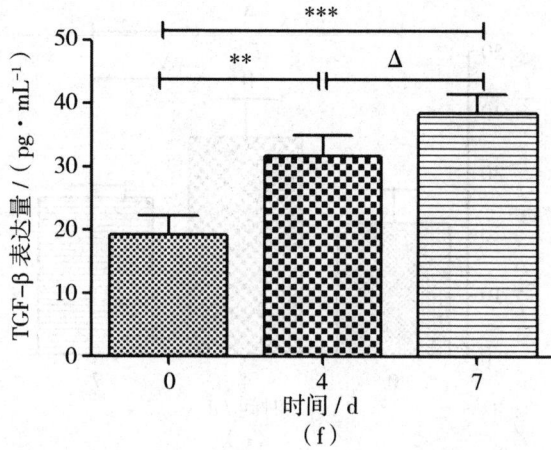

（f）

附图4-2　感染经过 dsRNA-TsSPI 处理的旋毛虫的小鼠血清中细胞因子表达量

注：* 表示 $p < 0.05$，** 表示 $p < 0.01$，*** 表示 $p < 0.001$，Δ 表示 $p > 0.05$。

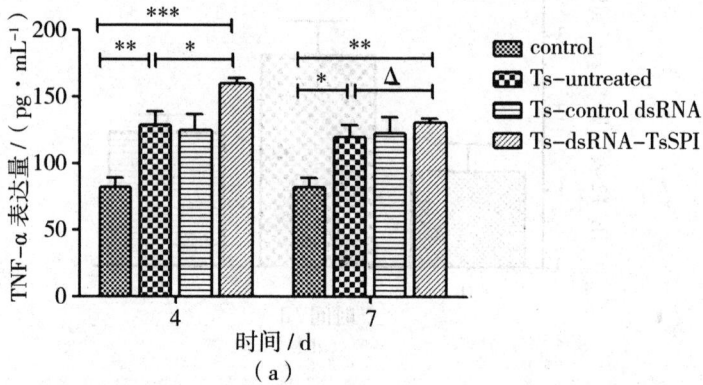

（a）

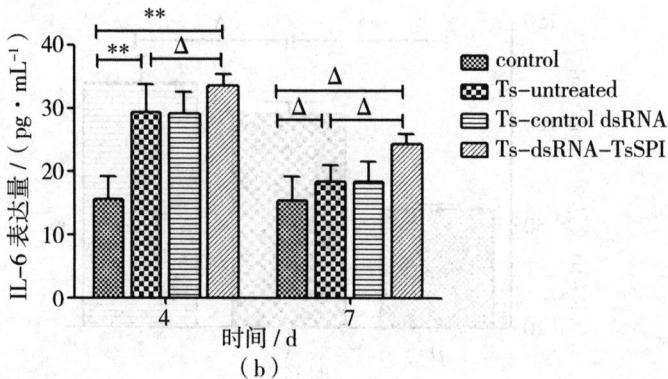

（b）

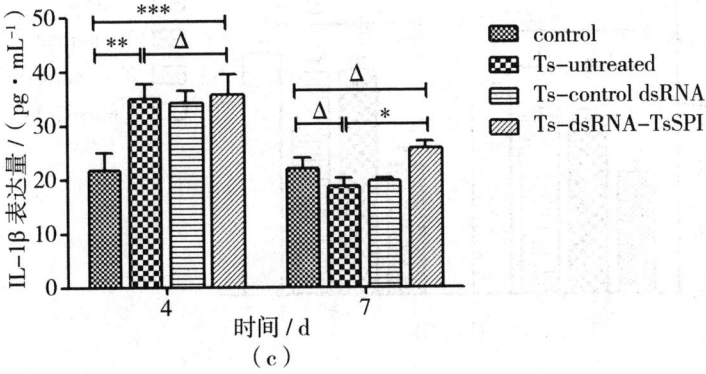

（c）

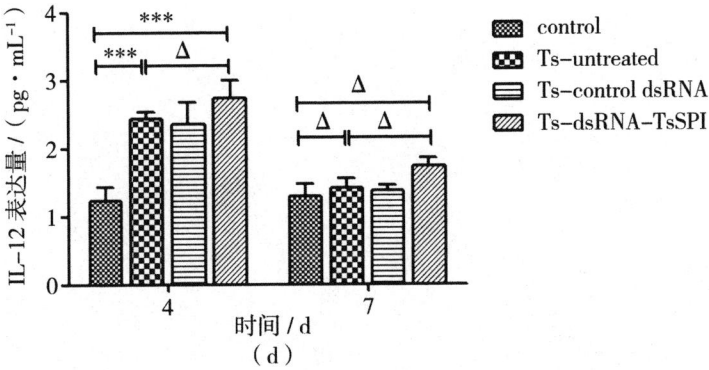

（d）

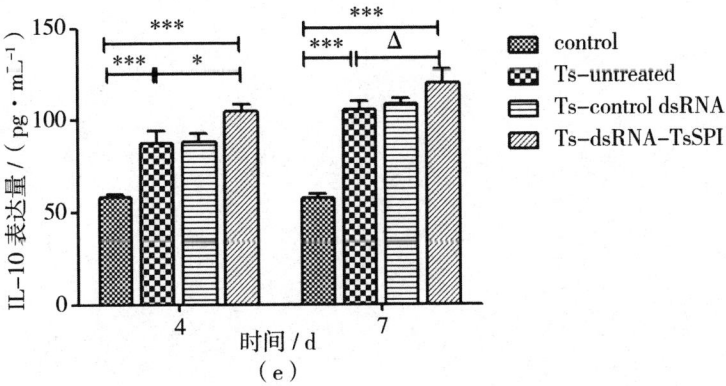

（e）

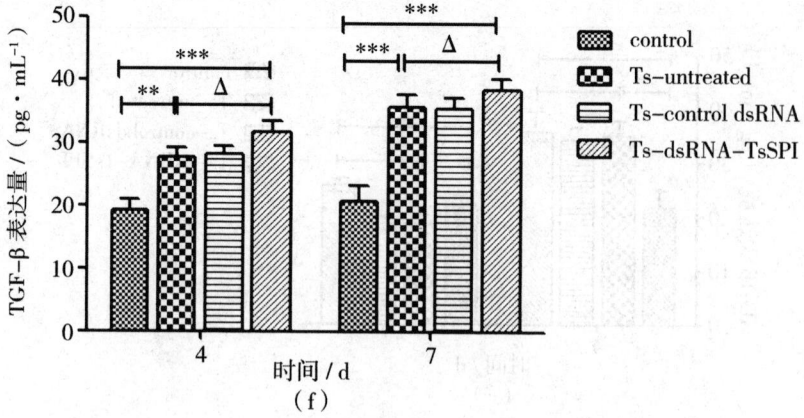

附图4-3　不同处理组小鼠血清中细胞因子表达量

注:* 表示 $p<0.05$, ** 表示 $p<0.01$, *** 表示 $p<0.001$, Δ 表示 $p>0.05$。

参考文献

[1] WANG N,BAI X,TANG B,et al. Primary characterization of the immune response in pigs infected with *Trichinella spiralis*[J]. Veterinary Research,2020, 51:17.

[2] CUI J,WANG Z Q,XU B L. The epidemiology of human trichinellosis in China during 2004—2009[J]. Acta Tropica,2011,118(1):1-5.

[3] LIU M Y,BOIREAU P. Trichinellosis in China:epidemiology and control[J]. Trends in Parasitology,2002,18(12):553-556.

[4] CARON Y,BORY S,PLUOT M,et al. Human outbreak of trichinellosis caused by *trichinella papuae* nematodes, central kampong thom province, cambodia [J]. Emerging Infectious Diseases,2020,26(8):1759-1766.

[5] KUSOLSUK T, KAMONRATTANAKUN S, WESANONTHAWECH A, et al. The second outbreak of trichinellosis caused by *Trichinella papuae* in Thailand [J]. Transactions of the Royal Society of Tropical Medicine & Hygiene,2010, 104(6):433-437.

[6] DE N V,NGA V T,DORNY P,et al. Trichinellosis in Vietnam[J]. The American Journal of Tropical Medicine and Hygiene,2015,92(6):1265-1270.

[7] STEHR-GREEN J K,SCHANTZ P M. Trichinosis in southeast Asian refugees in the United States[J]. American Journal of Public Health,1986,76(10): 1238-1239.

[8] MURRELL K D, POZIO E. Worldwide occurrence and impact of human trichinellosis,1986—2009[J]. Emerging Infectious Diseases,2011,17(12): 2194-2202.

[9] GAJADHAR A A,FORBES L B. A 10-year wildlife survey of 15 species of Canadian carnivores identifies new hosts or geographic locations for *Trichinella* genotypes T2,T4,T5,and T6[J]. Veterinary Parasitology,2010,168(1-2): 78-83.

[10] RIBICICH M,GAMBLE H R,ROSA A,et al. Clinical,haematological,biochemical and economic impacts of *Trichinella spiralis* infection in pigs[J]. Veterinary Parasitology,2007,147(3-4):265-270.

[11] WU Z L,SOFRONIC-MILOSAVLJEVIC L,NAGANO I,et al. *Trichinella spir-*

alis：nurse cell formation with emphasis on analogy to muscle cell repair[J]. Parasites and Vectors,2008,1(1):27-40.

[12] 欧阳兆克,郭传坤.中国旋毛虫病流行病学和血清学研究概况[J].中国热带医学,2015,15(4):513-516.

[13] DABROWSKA M,SKONECZNY M,ZIELINSKI Z,et al. Wnt signaling in regulation of biological functions of the nurse cell harboring *Trichinella* spp. [J]. Parasites & Vectors,2016,9:483.

[14] 王守育.旋毛虫 43 ku ES 抗原基因与保姆细胞形成相关性的研究[D].哈尔滨:东北农业大学,2009.

[15] 汪明.兽医寄生虫学(第 3 版)[M].北京:中国农业出版社,2003.

[16] PYBURN D G,GAMBLE H R,WAGSTROM E A,et al. Trichinae certification in the United States pork industry[J]. Veterinary Parasitology,2005,132(1-2):179-183.

[17] POZIO E. New patterns of Trichinella infection[J]. Veterinary Parasitology, 2001,98(1-3):133-148.

[18] DESPOMMIER D D. How does *Trichinella spiralis* make itself at home?[J]. Parasitology Today,1998,14(8):318-323.

[19] ROSCA E C,SIMU M. Border zone brain lesions due to neurotrichinosis[J]. International Journal of Infectious Diseases,2018,67:43-45.

[20] 赵风强,韩彩霞,路义鑫,等.旋毛虫致小鼠心肌损伤的试验[J].中国兽医杂志,2012,48(2):27-30,97.

[21] 关靖喆,刘照琨,路丽群,等.旋毛虫丝氨酸蛋白酶抑制剂对旋毛虫体外入侵肠上皮细胞的影响[J].中国兽医科学,2018,48(8):979-984.

[22] 毛贻贤.旋毛虫丝氨酸蛋白酶抑制剂在虫体侵染肠道上皮细胞过程中作用的研究[D].哈尔滨:东北农业大学,2016.

[23] MANWARREN T,GAGLIARDO L,GEYER J,et al. Invasion of intestinal epithelia in vitro by the parasitic nematode *Trichinella spiralis*[J]. ASM Journals, 1997,65(11):4806-4812.

[24] XU J,YANG F,YANG D Q,et al. Molecular characterization of *Trichinella spiralis* galectin and its participation in larval invasion of host's intestinal epi-

thelial cells[J]. Veterinary Research,2018,49:79.

[25] MING L,PENG R Y,ZHANG L,et al. Invasion by *Trichinella spiralis* infective larvae affects the levels of inflammatory cytokines in intestinal epithelial cells in *vitro*[J]. Experimental Parasitology,2016,170:220-226.

[26] LI C K F,SETH R,GRAY T,et al. Production of proinflammatory cytokines and inflammatory mediators in human intestinal epithelial cells after invasion by *Trichinella spiralis*[J]. ASM Journals,1998,66(5):2200-2206.

[27] BUTCHER B A,GAGLIARDO L F,MANWARREN T,et al. Larvae-induced plasma membrane wounds and glycoprotein deposition are insufficient for *Trichinella spiralis* invasion of epithelial cells[J]. Molecular and Biochemical Parasitology,2000,107(2):207-218.

[28] MCVAY C S,BRACKEN P,GAGLIARDO L F,et al. Antibodies to tyvelose exhibit multiple modes of interference with the epithelial niche of *Trichinella spiralis*[J]. ASM Journals,2000,68(4):1912-1918.

[29] ROMARIS F,NORTH S J,GAGLIARDO L F,et al. A putative serine protease among the excretory-secretory glycoproteins of L1 *Trichinella spiralis*[J]. Molecular and Biochemical Parasitology,2002,122(2):149-160.

[30] MADDEN K B,YEUNG K A,ZHAO A P,et al. Enteric nematodes induce stereotypic STAT6-dependent alterations in intestinal epithelial cell function [J]. The Journal of Immunology,2004,172(9):5616-5621.

[31] FIELD M. Intestinal ion transport and the pathophysiology of diarrhea[J]. The Journal of Clinical Investigation,2003,111(7):931-943.

[32] KNIGHT P A,WRIGHT S H,LAWRENCE C E,et al. Delayed expulsion of the nematode *Trichinella spiralis* in mice lacking the mucosal mast cell-specific granule chymase,mouse mast cell protease-1[J]. Journal of Experimental Medicine,2000,192(12):1849-1856.

[33] KNIGHT P A,BROWN J K,PEMBERTON A D. Innate immune response mechanisms in the intestinal epithelium:potential roles for mast cells and goblet cells in the expulsion of adult *Trichinella spiralis*[J]. Parasitology,2008,135(6):655-670.

［34］SUZUKI T,SASAKI T,TAKAGI H,et al. The effectors responsible for gastro-intestinal nematode parasites,*Trichinella spiralis*,expulsion in rats［J］. Parasi-tology research,2008,103:1289-1295.

［35］MCDERMOTT J R,BARTRAM R E,KNIGHT P A,et al. Mast cells disrupt epithelial barrier function during enteric nematode infection［J］. Proceedings of the National Academy of Sciences,2003,100(13):7761-7766.

［36］张朝霞.旋毛虫丝氨酸蛋白酶抑制剂的表达及活性分析［D］.哈尔滨:东北农业大学,2016.

［37］MATSUO A,WU Z,NAGANO I,et al. Five types of nuclei present in the cap-sule of *Trichinella spiralis*［J］. Parasitology,2000,121(2):203-210.

［38］DESPOMMIER D,ARON L,TURGEON L. *Trichinella spiralis*:growth of the intracellular (muscle) larva［J］. Experimental Parasitology,1975,37(1):108-116.

［39］WU Z,MATSUO A,NAKADA T,et al. Different response of satellite cells in the kinetics of myogenic regulatory factors and ultrastructural pathology after *Trichinella spiralis* and *T. pseudospiralis* infection［J］. Parasitology,2001,123(1):85-94.

［40］JASMER D P,NEARY S M. *Trichinella spiralis*:inhibition of muscle larva growth and development is associated with a delay in expression of infected skeletal muscle characteristics［J］. Experimental Parasitology,1994,78(3):317-325.

［41］BEITING D P,GAGLIARDO L F,HESSE M,et al. Coordinated control of im-munity to muscle stage *Trichinella spiralis* by IL-10,regulatory T cells,and TGF-β［J］. The Journal of Immunology,2007,178(2):1039-1047.

［42］ORTEGA-PIERRES G,VAQUERO-VERA A,FONSECA-LINAN R,et al. Induction of protection in murine experimental models against *Trichinella spir-alis*:an up-to-date review［J］. Journal of Helminthology,2015,89(5):526-539.

［43］MAEIR D M,ZAIMAN H. The development of lysosomes in rat skeletal muscle in trichinous myositis［J］. Journal of Histochemistrty & Cytochemistry,1966,

14(5):396-400.

[44] STEWART G L, READ C P. Changes in RNA in mouse trichinosis[J]. The Journal of Parasitology, 1973, 59(6):997-1005.

[45] WU Z L, NAGANO I, TAKAHASHI Y. Candidate genes responsible for common and different pathology of infected muscle tissues between *Trichinella spiralis* and *T. pseudospiralis* infection[J]. Parasitology International, 2008, 57(3):368-378.

[46] WU Z, NAGANO I, BOONMARS T, et al. Tumor necrosis factor receptor-mediated apoptosis in *Trichinella spiralis*-infected muscle cells[J]. Parasitology, 2005, 131(3):373-381.

[47] BOONMARS T, WU Z, NAGANO I, et al. What is the role of p53 during the cyst formation of *Trichinella spiralis*? A comparable study between knockout mice and wild type mice[J]. Parasitology, 2005, 131(5):705-712.

[48] ZHANG Z, MAO Y X, LI D, et al. High-level expression and characterization of two serine protease inhibitors from *Trichinella spiralis*[J]. Veterinary Parasitology, 2016, 219:34-39.

[49] 陈宝花,邹婷婷,龙中儿,等. 微生物基因功能的研究策略与方法[J]. 微生物学杂志, 2019, 39(6):117-123.

[50] ZHANG X X, WANG S. From the first human gene-editing to the birth of three-parent baby[J]. Science China Life Sciences, 2016, 59:1341-1342.

[51] GAO F, SHEN X Z, JIANG F, et al. DNA-guided genome editing using the *Natronobacterium gregoryi* Argonaute[J]. Nature Biotechnology, 2016, 34:768-773.

[52] DULOVIC A, STREIT A. RNAi-mediated knockdown of *daf*-12 in the model parasitic nematode *Strongyloides ratti*[J]. PLos Pathogens, 2019, 16(9):e1008936.

[53] FIRE A, XU S Q, MONTGOMERY M K, et al. Potent and specific genetic interference by double-stranded RNA in *Caenorhabditis elegans*[J]. Nature, 1998, 391:806-811.

[54] OLINA A V, KULBACHINSKIY A V, ARAVIN A A, et al. Argonaute proteins

and mechanisms of RNA interference in eukaryotes and prokaryotes[J]. Biochemistry(Moscow),2018,83:483-497.

[55] ZHU K Y, PALLI S R. Mechanisms, applications, and challenges of insect RNA interference[J]. Annual Review of Entomology,2020,65(1):293-311.

[56] ULLU E, TSCHUDI C, CHAKRABORTY T. RNA interference in protozoan parasites[J]. Cellular Microbiology,2004,6(6):509-519.

[57] MCEWAN D L, WEISMAN A S, HUNTER C P. Uptake of extracellular double-stranded RNA by SID-2[J]. Molecular Cell,2012,47(6):746-754.

[58] SHIH J D, HUNTER C P. SID-1 is a dsRNA-selective dsRNA-gated channel [J]. RNA,2011,17(6):1057-1065.

[59] WINSTON W M, SUTHERLIN M, WRIGHT A J, et al. *Caenorhabditis elegans* SID-2 is required for environmental RNA interference[J]. Proceedings of the National Academy of Sciences,2007,104(25):10565-10570.

[60] CHEN X Q, YANG Y P, YANG J, et al. RNAi-mediated silencing of paramyosin expression in *Trichinella spiralis* results in impaired viability of the parasite [J]. Plos One,2012,7(11):e49913.

[61] WANG Z Q, ZHANG S B, JIANG P, et al. The siRNA-mediated silencing of *Trichinella spiralis* nudix hydrolase results in reduction of larval infectivity [J]. Parasitology Research,2015,114(9):3551-3557.

[62] LECHANTEUR A, SANNA V, DUCHEMIN A, et al. Cationic liposomes carrying sirna:impact of lipid composition on physicochemical properties, cytotoxicity and endosomal escape[J]. Nanomaterials,2018,8(5):270.

[63] TANING C N T, ANDRADE E C, HUNTER W B, et al. Asian citrus psyllid rnai pathway-RNAi evidence[J]. Scientific Reports,2016,6:38082.

[64] ZHANG Y T, CUI J, ZHOU Y Z, et al. Liposome mediated double-stranded RNA delivery to silence ribosomal protein P0 in the tick *Rhipicephalus haemaphysaloides*[J]. Ticks and Tick-borne Diseases,2018,9(3):638-644.

[65] LUSTIGMAN S, ZHANG J, LIU J, et al. RNA interference targeting cathepsin L and Z-like cysteine proteases of *Onchocerca volvulus* confirmed their essential function during L3 molting[J]. Molecular and Biochemical Parasitology,

2004,138(2):165-170.

[66] ISLAM M K,MIYOSHI T,YAMADA M,et al. Pyrophosphatase of the roundworm *Ascaris suum* plays an essential role in the worm's molting and development[J]. ASM Journals,2005,73(4):1995-2004.

[67] KOTZE A C,BAGNALL N H. RNA interference in *Haemonchus contortus*:suppression of beta-tubulin gene expression in L3,L4 and adult worms in vitro [J]. Molecular and Biochemical Parasitology,2006,145(1):101-110.

[68] YANG Y X,JIN Y M,LIU P P,et al. RNAi silencing of type V collagen in *Schistosoma japonicum* affects parasite morphology, spawning, and hatching [J]. Parasitology Research,2012,111:1251-1257.

[69] WANG X Y,CHEN W J,TIAN Y L,et al. RNAi-mediated silencing of enolase confirms its biological importance in *Clonorchis sinensis*[J]. Parasitology Research,2014,113:1451-1458.

[70] NAGANO I,WU Z L,NAKADA T,et al. Molecular cloning and characterization of a serine proteinase gene of *Trichinella spiralis*[J]. The Journal of Parasitology,2003,89(1):92-98.

[71] IQBAL A,HAKIM A,HOSSAIN M S,et al. Partial purification and characterization of serine protease produced through fermentation of organic municipal solid wastes by *Serratia marcescens* A3 and *Pseudomonas putida* A2[J]. Journal of Genetic Engineering and Biotechnology,2018,16(1):29-37.

[72] TORK S E,SHAHEIN Y E,EL-HAKIM A E,et al. Purification and partial characterization of serine-metallokeratinase from a newly isolated *Bacillus pumilus* NRC21[J]. International Journal of Biological Macromolecules,2016, 86:189-196.

[73] SILVA R R D,CABRAL T P D F,RODRIGUES A,et al. Production and partial characterization of serine and metallo peptidases secreted by *Aspergillus fumigatus fresenius* in submerged and solid state fermentation[J]. Brazilian Journal of Microbiology,2013,44(1):235-243.

[74] YANG Y,WEN Y J,CAI Y N,et al. Serine proteases of parasitic helminths [J]. The Korean Journal of Parasitology,2015,53(1):1-11.

[75] TETLEY T D. New perspectives on basic mechanisms in lung disease. 6. Proteinase imbalance: its role in lung disease[J]. Thorax,1993,48:560-565.

[76] DZIK J M. Molecules released by helminth parasites involved in host colonization[J]. Acta Biochimica Polonica,2006,53(1):33-64.

[77] WANG B,WANG Z Q,JIN J,et al. Cloning,expression and characterization of a *Trichinella spiralis* serine protease gene encoding a 35. 5 kDa protein[J]. Experimental Parasitology,2013,134(2):148-154.

[78] CWIKLINSKI K,MESKILL D,ROBINSON M W,et al. Cloning and analysis of a *Trichinella pseudospiralis* muscle larva secreted serine protease gene[J]. Veterinary Parasitology,2009,159(3-4):268-271.

[79] TRAP C,FU B Q,GUERHIER F L,et al. Cloning and analysis of a cDNA encoding a putative serine protease comprising two trypsin – like domains of *Trichinella spiralis*[J]. Parasitology Research,2006,98:288-294.

[80] LIU M Y,WANG X L,FU B Q,et al. Identification of stage-specifically expressed genes of *Trichinella spiralis* by suppression subtractive hybridization [J]. Parasitology,2007,134(10):1443-1455.

[81] ZHAO P,WANG G H,DONG Z M,et al. Genome-wide identification and expression analysis of serine proteases and homologs in the silkworm *Bombyx mori*[J]. BMC Genomics,2010,11:405.

[82] 胡学智,王俊. 蛋白酶生产和应用的进展[J]. 工业微生物,2008(4): 49-61.

[83] GATEHOUSE A M R,NORTON E,DAVISON G M,et al. Digestive proteolytic activity in larvae of tomato moth,*Lacanobia oleracea*; effects of plant protease inhibitors in vitro and in vivo[J]. Journal of Insect Physiology,1999,45(6): 545-558.

[84] ARMSTRONG P B. The contribution of proteinase inhibitors to immune defense[J]. Trends in Immunology,2001,22(1):47-52.

[85] MOLEHIN A J,GOBERT G N,MCMANUS D P. Serine protease inhibitors of parasitic helminths[J]. Parasitology,2012,139(6):681-695.

[86] RAWLINGS N D,TOLLE D P,BARRETT A J. Evolutionary families of pepti-

dase inhibitors[J]. Biochemical Journal,2004,378(3):705-716.

[87] KNOX D P. Proteinase inhibitors and helminth parasite infection[J]. Parasite Immunology,2007,29(2):57-71.

[88] YI D S,XU L X,YAN R F,et al. *Haemonchus contortus*:cloning and characterization of serpin[J]. Experimental Parasitology,2010,125(4):363-370.

[89] MAIZELS R M,GOMEZ-ESCOBAR N,GREGORY W F,et al. Immune evasion genes from filarial nematodes[J]. International Journal for Parasitology, 2001,31(9):889-898.

[90] YANG L,MEI Y T,FANG Q,et al. Identification and characterization of serine protease inhibitors in a parasitic wasp,*Pteromalus puparum*[J]. Scientific Reports,2017,7:15755.

[91] HUNTINGTON J A. Serpin structure,function and dysfunction[J]. Journal of Thrombosis and Haemostasis,2011,9(s1):26-34.

[92] YENBUTR P,SCOTT A L. Molecular cloning of a serine proteinase inhibitor from Brugia malayi[J]. ASM Journals,1995,63(5):1745-1753.

[93] GETTINS P G. Serpin structure,mechanism,and function[J]. Chemical Reviews,2002,102(12):4751-4804.

[94] KANG J M,SOHN W M,JU J W,et al. Identification and characterization of a serine protease inhibitor of *Clonorchis sinensis*[J]. Acta Tropica,2010,116 (2):134-140.

[95] ZANG X X,MAIZELS R M. Serine proteinase inhibitors from nematodes and the arms race between host and pathogen[J]. Trends Biochemical Sciences, 2001,26(3):191-197.

[96] JIANG H B,KANOST M R. Characterization and functional analysis of 12 naturally occurring reactive site variants of serpin-1 from *Manduca sexta*[J]. The Journal of Biological Chemistry,1997,272(2):1082-1087.

[97] MACLENNAN K,MCLEAN K,KNOX D P. Serpin expression in the parasitic stages of *Trichostrongylus vitrinus*,an ovine intestinal nematode[J]. Parasitology,2005,130(3):349-357.

[98] KAZAL L A,SPICER D S,BRAHINSKY R A. Isolation of a crystalline trypsin

inhibitor-anticoagulant protein from pancreas[J]. Journal of American Chemical Society,1948,70(9):3034-3040.

[99] 郑青亮,盛清,张耀洲. Kazal 型蛋白酶抑制剂结构与功能研究进展[J]. 生物工程学报,2006(5):695-700.

[100] RIMPHANITCHAYAKIT V,TASSANAKAJON A. Structure and function of invertebrate Kazal-type serine proteinase inhibitors[J]. Developmental & Comparative Immunology,2010,34(4):377-386.

[101] CERENIUS L,LIU H P,ZHANG Y J,et al. High sequence variability among hemocyte-specific Kazal-type proteinase inhibitors in decapod crustaceans [J]. Developmental & Comparative Immunology,2010,34(1):69-75.

[102] RASCON A A,MCKERROW J H. Synthetic and natural protease inhibitors provide insights into parasite development, virulence and pathogenesis[J]. Current Medicinal Chemistry,2013,20(25):3078-3102.

[103] CRAIG H,ISAAC R E,BROOKS D R. Unravelling the moulting degradome: new opportunities for chemotherapy?[J]. Trends in Parasitology, 2007, 23 (6):248-253.

[104] GUILIANO D B,HONG X Q,MCKERROW J H,et al. A gene family of cathepsin L-like proteases of filarial nematodes are associated with larval molting and cuticle and eggshell remodeling[J]. Molecular and Biochemical Parasitology,2004,136(2):227-242.

[105] SONG C Z,GALLUP J M,DAY T A,et al. Development of an *in vivo* RNAi protocol to investigate gene function in the filarial nematode, *Brugia malayi* [J]. PLos Pathogens,2010,6(12):e1001239.

[106] WILLIAMSON A L,LUSTIGMAN S,OKSOV Y,et al. *Ancylostoma caninum* MTP-1,an astacin-like metalloprotease secreted by infective hookworm larvae, is involved in tissue migration[J]. ASM Journals, 2006, 74 (2): 961-967.

[107] GALLEGO S G,LOUKAS A,SLADE R W,et al. Identification of an astacin-like metallo-proteinase transcript from the infective larvae of *Strongyloides stercoralis*[J]. Parasitology International,2005,54(2):123-133.

[108] NAGANO I, WU Z, NAKADA T, et al. Molecular cloning and characterization of a serine proteinase inhibitor from *Trichinella spiralis* [J]. Parasitology, 2001, 123(1): 77-83.

[109] WEI J F, GU Y, YANG J, et al. Identification and characterization of protective epitope of *Trichinella spiralis* paramyosin [J]. Vaccine, 2011, 29(17): 3162-3168.

[110] LEID R W, GRANT R F, SUQUET C M. Inhibition of equine neutrophil chemotaxis and chemokinesis by a *Taenia taeniaeformis* proteinase inhibitor, taeniaestatin [J]. Parasite Immunology, 1987, 9(2): 195-204.

[111] MCKEAN P G, PRITCHARD D I. The action of a mast cell protease on the cuticular collagens of *Necator americanus* [J]. Parasite Immunology, 1989, 11(3): 293-297.

[112] HAWLEY J H, PEANASKY R J. *Ascaris suum*: are trypsin inhibitors involved in species specificity of *Ascarid* nematodes? [J]. Experimental Parasitology, 1992, 75(1): 112-118.

[113] JIANG D S, ZHAN B, MAYOR R S, et al. Ac-AP-12, a novel factor Xa anticoagulant peptide from the esophageal glands of adult *Ancylostoma caninum* [J]. Molecular and Biochemical Parasitology, 2011, 177(1): 42-48.

[114] ZANG X X, ATMADJA A K, GRAY P, et al. The serpin secreted by *Brugia malayi* microfilariae, Bm-SPN-2, elicits strong, but short-lived, immune responses in mice and humans [J]. The Journal of Immunology, 2000, 165(9): 5161-5169.

[115] WASTLING J M, SCUDAMORE C L, THORNTON E M, et al. Constitutive expression of mouse mast cell protease-1 in normal BALB/c mice and its up-regulation during intestinal nematode infection [J]. Immunology, 1997, 90(2): 308-313.

[116] RHOADS M L, FETTERER R H, HILL D E, et al. *Trichuris suis*: a secretory chymotrypsin/elastase inhibitor with potential as an immunomodulator [J]. Experimental Parasitology, 2000, 95(1): 36-44.

[117] LEROUX L P, NASR M, VALANPARAMBIL R, et al. Analysis of the *Trichu-*

ris suis excretory/secretory proteins as a function of life cycle stage and their immunomodulatory properties[J]. Scientific Reports,2018,8:15921.

[118]MACDONALD A S,ARAUJO M I,PEARCE E J. Immunology of parasitic helminth infections[J]. ASM Journals,2002,70(2):427-433.

[119]BABU S,NUTMAN T B. Immunology of lymphatic filariasis[J]. Parasite Immunology,2014,36(8):338-346.

[120]NUTMAN T B. Looking beyond the induction of Th2 responses to explain immunomodulation by helminths [J]. Parasite Immunology, 2015, 37 (6): 304-313.

[121]SHITARA K,NISHIKAWA H. Regulatory T cells:a potential target in cancer immunotherapy[J]. Annals of The New York Academy of Sciences, 2018, 1417(1):104-115.

[122]BABU S,BLAUVELT C P,KUMARASWAMI V,et al. Regulatory networks induced by live parasites impair both Th1 and Th2 pathways in patent lymphatic filariasis:implications for parasite persistence[J]. The Journal of Immunology, 2006,176(5):3248-3256.

[123]TAYLOR J J,KRAWCZYK C M,MOHRS M,et al. Th2 cell hyporesponsiveness during chronic murine schistosomiasis is cell intrinsic and linked to GRAIL expression[J]. The Journal of Clinical Investigation,2009,119(4): 1019-1028.

[124]SEMNANI R T,SABZEVARI H,IYER R,et al. Filarial antigens impair the function of human dendritic cells during differentiation[J]. ASM Journals, 2001,69(9):5813-5822.

[125]XU J Y,YU P C,WU L J,et al. Regulatory effect of two *Trichinella spiralis* serine protease inhibitors on the host's immune system[J]. Scientific Reports, 2019,9:17045.

[126]CHAUDHURI A. Regulation of macrophage polarization by ron receptor tyrosine kinase signaling[J]. Frontiers Immunology,2014,5:1-5.

[127]GORDON S,MARTINEZ F O. Alternative activation of macrophages:mechanism and functions[J]. Immunity,2010,32(5):593-604.

[128]COVARRUBIAS A J,AKSOYLAR H I,HORNG T. Control of macrophage metabolism and activation by mTOR and Akt signaling[J]. Seminars in Immunology,2015,27(4):286-396.

[129]禹洋,徐佳,吕兴锋,等.旋毛虫 ES 抗原对小鼠巨噬细胞 TLR2/4mRNA 表达的影响[J].中国兽医科学,2012,42(6):562-565.

[130]AKIRA S,UEMATSU S,TAKEUCHI O. Pathogen recognition and innate immunity[J]. Cell,2006,124(4):783-801.

[131]KAWAI T,AKIRA S. Signaling to NF-κB by Toll-like receptors[J]. Trends Molecular Medicine,2007,13(11):460-469.

[132]吴燕燕,王易.Toll 样受体信号通路中 MyD88 的研究进展[J]. 免疫学杂志,2012,28(3):262-265.

[133]BEN-OTHMAN R,GUIZANI-TABBANE L,DELLAGI K. *Leishmania* initially activates but subsequently down-regulates intracellular mitogen-activated protein kinases and nuclear factor-κB signaling in macrophages[J]. Molecular Immunology,2008,45(11):3222-3229.

[134]范思婕.弓形虫抗原调节 NF-κB 信号通路的机制研究[D].武汉:华中农业大学,2016.

[135]杨旭然,陈庭金,余新炳.诱导型一氧化氮合酶与寄生虫感染的研究进展[J].中国病原生物学杂志,2016,11(9):855-857.

[136]GEBRESELASSIE N G,MOORHEAD A R,FABRE V,et al. Eosinophils preserve parasitic nematode larvae by regulating local immunity[J]. The Journal of Immunology,2012,188(1):417-425.

[137]KREIDER T,ANTHONY R M,URBAN J F,et al. Alternatively activated macrophages in helminth infections[J]. Current Opinion in Immunology,2007,19(4):448-453.

[138]ANTHONY R M,URBAN J F,ALEM F,et al. Memory T_H2 cells induce alternatively activated macrophages to mediate protection against nematode parasites[J]. Nature Medicine,2006,12(8):955-960.

[139]VOEHRINGER D,ROOIJEN N V,LOCKSLEY R M. Eosinophils develop in distinct stages and are recruited to peripheral sites by alternatively activated

macrophages[J]. Journal of Leukocyte Biology,2007,81(6):1434-1444.

[140]REYNOLDS L A,FILBEY K J,MAIZELS R M. Immunity to the model intesti-
nal helminth parasite *Heligmosomoides polygyrus*[J]. Seminars in Immunopa-
thology,2012,34:829-846.

[141]CHEN F,LIU Z G,WU W H,et al. An essential role for T_H2-type responses
in limiting acute tissue damage during experimental helminth infection[J].
Nature Medicine,2012,18:260-266.

[142]LOKE P,MACDONALD A S,ROBB A,et al. Alternatively activated macro-
phages induced by nematode infection inhibit proliferation via cell-to-cell
contact[J]. European Journal of Immunology,2000,30(9):2669-2678.

[143]KUROWSKA-STOLARSKA M,STOLARSKI B,KEWIN P,et al. IL-33 am-
plifies the polarization of alternatively activated macrophages that contribute to
airway inflammation[J]. The Journal of Immunology,2009,183(10):6469-
6477.

[144]MARTINEZ F O,HELMING L,GORDON S. Alternative activation of macro-
phages:an immunologic functional perspective[J]. The Annual Review of Im-
munology,2009,27:451-483.

[145]JESSICA J C,MEERA G N. Alternatively activated macrophages revisited:new
insights into the regulation of immunity,inflammation and metabolic function
following parasite infection[J]. Current Immunology Reviews,2013,9(3):
147-156.

[146]DU L L,WEI H Y,LI L Q,et al. Regulation of recombinant *Trichinella spiralis*
53-kDa protein(rTsP53) on alternatively activated macrophages via STAT6
but not IL-4Rα in vitro[J]. Cellular Immunology,2014,288(1-2):1-7.

[147]SMITS H H,EVERTS B,HARTGERS F C,et al. Chronic helminth infections
protect against allergic diseases by active regulatory processes[J]. Current Al-
lergy and Asthma Reports,2010,10:3-12.

[148]ARTIS D,SPITS H. The biology of innate lymphoid cells[J]. Nature,2015,
517:293-301.

[149]CONNOR L M,TANG S C,CAMBERIS M,et al. Helminth-conditioned den-

dritic cells prime CD4$^+$ T cells to IL-4 production in vivo[J]. The Journal of Immunology,2014,193(6):2709-2717.

[150]EVERTS B,SMITS H H,HOKKE C H,et al. Helminths and dendritic cells: sensing and regulating via pattern recognition receptors,Th2 and Treg responses[J]. European Journal of Immunology,2010,40(6):1525-1537.

[151]EVERTS B,ADEGNIKA A A,KRUIZE Y C M,et al. Functional impairment of human myeloid dendritic cells during *Schistosoma haematobium* infection [J]. PLos Neglected Tropical Disease,2010,4(4):e667.

[152]METENOU S,KOVACS M,DEMBELE B,et al. Interferon regulatory factor modulation underlies the bystander suppression of malaria antigen-driven IL-12 and IFN-γ in filaria-malaria co-infection[J]. European Journal of Immunology,2012,42(3):641-650.

[153]SIRACUSA M C,PERRIGOUE J G,COMEAU M R,et al. New paradigms in basophil development,regulation and function[J]. Immunology & Cell Biology,2010,88(3):275-284.

[154]HARRIS N,GAUSE W C. To B or not to B:B cells and the Th2-type immune response to helminths[J]. Trends in Immunology,2011,32(2):80-88.

[155]SMITS H H,HAMMAD H,NIMWEGEN M V,et al. Protective effect of *Schistosoma mansoni* infection on allergic airway inflammation depends on the intensity and chronicity of infection[J]. Journal of Allergy and Clinical Immunology,2007,120(4):932-940.

[156]VLUGT L E,ZINSOU J F,OZIR-FAZALALIKHAN A,et al. Interleukin 10 (IL-10)-producing CD1d^{hi} regulatory B cells from *Schistosoma haematobium*-infected individuals induce IL-10-positive T cells and suppress effector T-cell cytokines[J]. The Journal of Infectious Diseases,2014,210(8):1207-1216.

[157]田艾灵,张芙恺,陈丹,等. 寄生蠕虫免疫逃避机制的研究进展[J]. 中国人兽共患病学报,2018,34(3):276-281.

[158]KLEIJ D VAN D,LATZ E,BROUWERS J F H M,et al. A novel host-parasite lipid cross-talk[J]. The Journal of Biological Chemistry,2002,277(50):

48122-48129.

[159] MAIZELS R M, GOMEZ-ESCOBAR N, GREGORY W F, et al. Immune eva-sion genes from filarial nematodes[J]. International Journal for Parasitology, 2001,31(9):889-898.

[160] GRENCIS R K, ENTWISTLE G M. Production of an interferon-gamma homo-logue by an intestinal nematode:functionally significant or interesting artefact? [J]. Parasitology,1997,115(7):101-105.

[161] FALCONE F H, ROSSI A G, SHARKEY R, et al. *Ascaris suum*-derived prod-ucts induce human neutrophil activation via a g protein-coupled receptor that interacts with the interleukin-8 receptor pathway[J]. Infection and Immunity, 2001,69:4007-4018.

[162] SMITH P, MANGAN N E, WALSH C M, et al. Infection with a helminth para-site prevents experimental colitis via a macrophage-mediated mechanism[J]. The Journal of Immunology,2007,178(7):4557-4566.

[163] SITJ-BOBADILLA A. Living off a fish:a trade-off between parasites and the immune system[J]. Fish & Shellfish Immunology,2008,25(4):358-372.

[164] GAO Y N, LIN C, HOU M, et al. TLR2 directing PD-L2 expression inhibit t cells response in *Schistosoma japonicum* infection[J]. Plos One,2013,8(12): e82480.

[165] ROOK G A W. Review series on helminths, immune modulation and the hy-giene hypothesis:the broader implications of the hygiene hypothesis[J]. Im-munology,2009,126(1):3-11.

[166] NAITO Y, YOSHIMURA J, MORISHITA S, et al. siDirect 2.0:updated soft-ware for designing functional siRNA with reduced seed-dependent off-target effect[J]. BMC Bioinformatics,2009,10:392.

[167] MITREVA M, JASMER D P, ZARLENGA D S, et al. The draft genome of the parasitic nematode *Trichinella spiralis*[J]. Nature Genetics, 2011, 43:228-235.

[168] CHUANG C F, MEYEROWITZ E M. Specific and heritable genetic interfer-ence by double-stranded RNA in *Arabidopsis thaliana*[J]. Proceedings of

the National Academy of Sciences of the United States of America,2000,97
(9):4985-4990.

[169]WIANNY F,ZERNICKA-GOETZ M. Specific interference with gene function
by double-stranded RNA in early mouse development[J]. Nature Cell Biolo-
gy,2000,2:70-75.

[170]WIEDENHEFT B,STERNBERG S H,DOUDNA J A. RNA-guided genetic si-
lencing systems in bacteria and archaea[J]. Nature,2012,482:331-338.

[171]ZHENG J,JIA H,ZHENG Y H. Knockout of leucine aminopeptidase in Toxo-
plasma gondii using CRISPR/Cas9[J]. International Journal for Parasitology,
2015,45(2-3):141-148.

[172]ZHANG Y T,CUI J,ZHOU Y Z,et al. Liposome mediated double-stranded
RNA delivery to silence ribosomal protein P0 in the tick *Rhipicephalus
haemaphysaloides*[J]. Ticks and Tick-borne Diseases,2018,9(3):638-644.

[173]JIAN L,XIANG M Y,ZHANG R X,et al. RNA interference in vivo in Schisto-
soma japonicum: establishing and optimization of RNAi mediated suppression
of gene expression by long dsRNA in the intra-mammalian life stages of worms
[J]. Biochemical and Biophysical Research Communications, 2018,503(2):
1004-1010.

[174]张妍. *TsGAD* 基因沉默对旋毛虫抗酸影响及其间接 ELISA 方法建立[D].
哈尔滨:东北农业大学,2019.

[175]孟诗. *TsGLS* 基因沉默对旋毛虫抗酸能力及其蛋白免疫保护研究[D]. 哈
尔滨:东北农业大学,2019.

[176]于鹏成,刘畅,吴丽佳,等. 应用 dsRNA 干扰技术对旋毛虫 Kazal 型丝氨酸
蛋白酶抑制剂基因功能的初步研究[J]. 中国兽医科学,2020,50(5):
589-595.

[177]POTEMPA J,KORZUS E,TRAVIS J. The serpin superfamily of proteinase in-
hibitors: structure, function, and regulation [J]. The Journal of Biological
Chemistry,1994,269(23):15957-15960.

[178]SONG Y Y,ZHANG Y,REN H N,et al. Characterization of a serine protease
inhibitor from *Trichinella spiralis* and its participation in larval invasion of

host's intestinal epithelial cells[J]. Parasites & Vectors,2018,11(1):499.

[179]SONG Y Y,ZHANG Y,YANG D Q,et al. The immune protection induced by a serine protease inhibitor from the foodborne parasite *Trichinella spiralis*[J]. Frontiers in Microbiology,2018,9:1544.

[180]YANG F,YANG D Q,SONG Y Y,et al. In vitro silencing of a serine protease inhibitor suppresses *Trichinella spiralis* invasion,development,and fecundity[J]. Parasitology Research,2019,118:2247-2255.

[181]MIGNOGNA G,PASCARELLA S,AMICONI G,et al. BSTI,a trypsin inhibitor from skin secretions of bombina bombina related to protease inhibitors of nematodes[J]. Protein Science,1996,5(2):357-362.

[182]YU Y F,CAO J,ZHOU Y Z,et al. Isolation and characterization of two novel serpins from the tick *Rhipicephalus haemaphysaloides*[J]. Ticks and Tick-borne Diseases,2013,4(4):297-303.

[183]XU J,WU L,YU P,et al. Effect of two recombinant *Trichinella spiralis* serine protease inhibitors on TNBS-induced experimental colitis of mice[J]. Clinical and Experimental Immunology,2018,194(3):400-413.

[184]DZIK J M,GOŁOS B,JAGIELSKA E,et al. A non-classical type of alveolar macrophage response to *Trichinella spiralis* infection[J]. Parasite Immunology,2010,26(4):197-205.

[185]FARID A S,FATH E M,MIDO S,et al. Paraoxonase-1 activity is related to *Trichinella spiralis*-induced hepatitis in rats[J]. European Journal of Clinical Investigation,2017,47(3):250-261.

[186]BAI X,WU X P,WANG X L,et al. Regulation of cytokine expression in murine macrophages stimulated by excretory/secretory products from *Trichinella spiralis* in vitro[J]. Molecular and Cellular Biochemistry,2012,360:79-88.

[187]徐佳,李晓云,韩彩霞,等. 感染旋毛虫小鼠不同时期 TLR2/TLR4 mRNA 表达量及血清炎性因子的变化[J]. 中国人兽共患病学报,2014,30(5):439-443.

[188]ASHOUR D S. *Trichinella spiralis* immunomodulation:an interactive multifactorial process [J]. Expert Review of Clinical Immunology, 2013,9(7):

669-675.

[189]PESCE J T,RAMALINGAM T R,MENTINK-KANE M M,et al. Arginase-1-expressing macrophages suppress Th2 cytokine-driven inflammation and fibrosis[J]. PLos Pathogens,2009,5(4):e1000371.

[190]TAGGART C C,GREENE C M,MCELVANEY N G,et al. Secretory leucoprotease inhibitor prevents lipopolysaccharide-induced iκbα degradation without affecting phosphorylation or ubiquitination[J]. Journal of Biological Chemistry,2002,277(37):33648-33653.

[191]MILLS C D,KINCAID K,ALT J M,et al. M-1/M-2 macrophages and the Th1/Th2 paradigm [J]. The Journal of Immunology, 2000, 164 (12): 6166-6173.

[192]REYES J L,TERRAZAS L I. The divergent roles of alternatively activated macrophages in helminthic infections [J]. Parasite Immunology, 2007, 29 (12):609-619.

[193]MICHELS C E,SCALES H E,SAUNDERS K A,et al. Neither interleukin-4 receptor α expression on CD4+ T cells, or macrophages and neutrophils is required for protective immunity to Trichinella spiralis[J]. Immunology,2009, 128(1pt2):e385-e394.

[194]WU Z Y,WANG L F,TANG Y L,et al. Parasite-derived proteins for the treatment of allergies and autoimmune diseases[J]. Frontiers in Microbiology, 2017,8:2164.

[195]MAIZELS R M. Parasitic helminth infections and the control of human allergic and autoimmune disorders[J]. Clinical Microbiology and Infection,2016,22 (6):481-486.

[196]LABEAUD A D,MALHOTRA I,KING M J,et al. Do antenatal parasite infections devalue childhood vaccination?[J]. Plos Neglected Tropical Diseases, 2009,3(5):e442.

[197]JOHNSTON C J,MCSORLEY H J,ANDERTON S M,et al. Helminths and immunological tolerance[J]. Transplantation,2014,97(2):127-132.

[198]WAMMES L J,HAMID F,WIRIA A E,et al. Regulatory T cells in human geo-

helminth infection suppress immune responses to BCG and *Plasmodium falciparum*[J]. European Journal of Immunology,2010,40(2):437-442.

[199]ERB K J. Can helminths or helminth-derived products be used in humans to prevent or treat allergic diseases? [J]. Trends in Immunology,2009,30(2): 75-82.

[200]TORK S E,SHAHEIN Y E,EL-HAKIM A E,et al. Purification and partial characterization of serine - metallokeratinase from a newly isolated *Bacillus pumilus* NRC21[J]. International Journal of Biological Macromolecules,2016, 86:189-196.

[201]LI L,XIE H Y,WANG M,et al. Characteristics of IL-9 induced by *Schistosoma japonicum* infection in C57BL/6 mouse liver[J]. Scientific Reports,2017, 7(1):2343.

[202]SAKAGUCHI S,YAMAGUCHI T,NOMURA T,et al. Regulatory T cells and immune tolerance[J]. Cell,2008,133(5):775-787.

[203]VERSINI M,JEANDEL P Y,BASHI T,et al. Unraveling the hygiene hypothesis of helminthes and autoimmunity: origins, pathophysiology, and clinical applications[J]. BMC Medicine,2015,13:81.

[204]ZHENG X P,HU X Q,ZHOU G Y,et al. Soluble egg antigen from *Schistosoma japonicum* modulates the progression of chronic progressive experimental autoimmune encephalomyelitis via Th2-shift response[J]. Journal of Neuroimmunology,2008,194(1-2):107-114.

[205]CORREALE J,FAREZ M. Association between parasite infection and immune responses in multiple sclerosis [J]. Annals of Neurology, 2007, 61 (2): 97-108.

[206]CORREALE J,FAREZ M F. The impact of parasite infections on the course of multiple sclerosis[J]. Journal of Neuroimmunology,2011,233(1-2):6-11.

[207]BROADHURST M J,LEUNG J M,KASHYAP V,et al. IL-22+ CD4+ T cells are associated with therapeutic *trichuris trichiura* infection in an ulcerative colitis patient[J]. Science Translation Medicine,2010,2(60):60ra88.

[208]KHAN W I, BLENNERHASSET P A,VARGHESE A K,et al. Intestinal nem-

atode infection ameliorates experimental colitis in mice[J]. Infection and Immunity,2002,70(11):5931-5937.

[209]RADOVIC I,GRUDEN-MOVSESIJAN A,ILIC N,et al. Immunomodulatory effects of *Trichinella spiralis*-derived excretory-secretory antigens[J]. Immunologic Research,2015,61:312-325.

[210]XU J Y,WU L J,YU P C,et al. Effect of *T. spiralis* serine protease inhibitors on TNBS-induced experimental colitis mediated by Macrophages[J]. Scientific Reports,2020,10:3147.